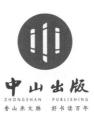

中山出版
ZHONGSHAN PUBLISHING
香山承文脉 好书读百年

U0381101

光 子 文
阿喵插画 绘

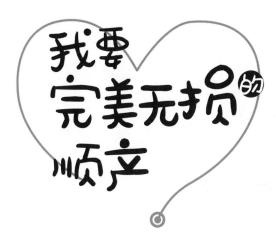

我要完美无损的顺产

SPM
南方出版传媒
广东人民出版社
·广州·

图书在版编目（CIP）数据

我要完美无损的顺产 / 光子文；阿喵插画绘. -- 广州：广东人民出版社，2017.5

（"满分妈咪"系列）

ISBN 978-7-218-11753-9

Ⅰ.①我… Ⅱ.①光… ②阿… Ⅲ.①妊娠期-妇幼保健-基本知识 Ⅳ.①R715.3

中国版本图书馆CIP数据核字(2017)第098775号

WO YAO WAN MEI WU SUN DE SHUN CHAN

我要完美无损的顺产

光 子 文 阿喵插画 绘　　　　　　版权所有 翻印必究

出 版 人：肖风华

责任编辑：李锐锋　冼惠仪
装帧设计：蓝美华
特邀顾问：程丽琴
特邀点评：陈 枫

统　　筹：广东人民出版社中山出版有限公司
执　　行：何腾江　吕斯敏
地　　址：中山市中山五路 1 号中山日报社 8 楼（邮编：528403）
电　　话：（0760）89882926　（0760）89882925

出版发行：广东人民出版社
地　　址：广州市大沙头四马路10号（邮编：510102）
电　　话：（020）83798714（总编室）
传　　真：（020）83780199
网　　址：http://www.gdpph.com
印　　刷：广州市岭美彩印有限公司
开　　本：787mm×1092mm　1/32
印　　张：6.5　字　数：80千
版　　次：2017年5月第1版　2017年5月第1次印刷
定　　价：36.80元

如发现印装质量问题影响阅读，请与出版社（0760-89882925）联系调换。
售书热线：（0760）88367862　邮购：（0760）89882925

好好享受被这个世界温柔相待

　　为人父母是多么幸福的事，但必须共同经历孕育生命的全过程才能真正体会各种苦与乐。多数家庭关注的重点是有一个完美的宝宝，但孕育生命的女人更应该被关注。我是一名从医三十多年的妇产科医生，见证过许多女孩成为女人的喜怒哀乐。今天特地向大家推荐一本快乐、励志的孕期纪实小书，书名是《我要完美无损的顺产》。

　　当我第一次读到这个书名的时候，作为专业人士，第一反应是"要完美无损的顺产是不可能的"，但一口气读完光子姑娘创作的这本书，还是被她平实、真实、快乐、享受的孕产故事深深打动，特别想推荐给大家，尤其是准备为人父母的恋人、小夫妻，以及即将进入二孩时代的准家庭。

书中从女孩的恋爱、孕前、孕早期、孕中期、孕晚期及产后各阶段来讲述亲身经历的情感故事和各种有趣的事情。如，为顺产做足一百分准备，最好在刚拍拖时就开始准备：要做好心理、身体及经济上的准备，孕前3个月服用叶酸，为孕期安排精彩节目等。又如，妊娠早中晚期都有孕妇可以开心体验的事情，但总会遇到各种问题，只要正视它，找到解决的办法，就会有意想不到的收获。我特别欣赏光子在孕中期产检发现妊娠糖尿病时的态度。她认为妊娠糖尿病是来帮助她顺产的，通过医生的专业指导及在孕妇学校学习到的经验，得出"控制血糖真不难"的真实体会。既有"光子来支招"讲述自己的饮食经验，又有"只有大夫知道的秘诀"这类医学点评，结果不仅控制了血糖，还控制了体重过度增长，控制了胎儿双顶径的增加，为最终顺产创造了必要的条件。

　　爱美是女人的天性，孕期该怎么样做才不长妊娠纹？光子在书里为大家支招。十月怀胎，瓜熟蒂落，实现完美顺产的要领是听从医护人员的指导，保持心情舒畅，学会分娩时什么时候不要用力。最后在产后"恢复身材，我有绝招"一节里，光子更给出了综合体会，如尽量年轻时生孩子、保持心态年轻、家人关爱很重要、孕期及产后做凯格尔运动锻炼盆底肌肉、合理饮食、做产后体操恢复形体等。

总之，这本书为大家呈现了一个个快乐、有意义的孕产故事，作者实现了完美顺产的美好愿望。由此可见，孕产期真的是女人美轮美奂的蜕变期，能亲身享受被这个世界温柔相待，好好增加爱与被爱的能力。相信这本图文并茂的小书，能让大家轻轻松松了解并掌握做完美女人的秘诀。

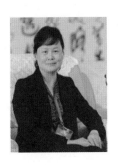

中山市人民医院妇产科主任医师　苏园园

推荐序二

充满爱意地怀孕，满溢笑容地分娩

我从事妇产科一线接生工作已经有二十多年，这个工作让我感触颇深。在投身助产工作的前十年，我一直觉得只要达到产妇顺产的目的和医疗上的安全，就是一个良好的医疗结局。直到2014年，我参加了一个生育教育课程，以上观念发生了彻底的改变。在课程工作坊中，很多有生育经历的妈妈谈及自己的分娩过程时都失声痛哭，这种情景让我非常震撼。

我以前没有注意到，除了尽力去达到产妇顺产的心愿和保证医疗上的安全外，医护人员的态度对产妇的心情竟有这么大的影响。产妇在那一刻是如此无助，而我们医护人员对待她们是如此一本正经，完全没有站在她们的角度去思考问题，更没有从宝宝的角度去考虑。见多了妈妈生孩子的场景，都习以为常了。但是每个初生孩子的女人都是第一次面对这样的场面，她们渴望得到我们的关注，渴望我们温柔安抚的话语，渴望我们全力的帮助，这样她们才能更有信心地面对分娩。因为她们知道，自己并不是一个人在战斗，医护人员也一直陪伴着她们。

近几年，通过学习，我发现，一个良好的分娩基准是宝宝出生时有没有笑。因为宝宝和妈妈的情感是连接在一起的，如果妈妈分娩时是开心的，那么这种"爱的激素"将会传递给宝宝，宝宝出生时也会带着笑容和爱来迎接这个世界。所以，在产妇生产时我们需要给她们提供一个安全、温馨、舒适的生产环境，让她们更顺利、更舒心地完成生产。

一路走来，我与数千名妈妈接触过。她们分娩时的内心感受、对分娩的认识程度，都大大影响着她们的产程。有分娩认识或分娩经历的妈妈与对分娩一无所知的妈妈，在分娩时所产生的心理和产程长短是截然不同的。种种因素，使我萌生了要创立一个公益组织来普及分娩知识的想法，让更多的妈妈可以认识分娩，和医护人员相互配合，对分娩有充足的心理准备。

基于此，我把自己的想法和几个同行进行了分享，结果一拍即合，他们也非常赞成我的想法。于是我们一起创办了深圳市微笑孕产促进中心来帮助更多的孕妈妈。创办这个公益组织以来，我对自己的想法更加坚定了。目前，我们邀请到日本著名妇产科医生、胎内记忆研究第一人——池川明博士来开展大型公益讲座，效果非常好。很多爸爸陪妈妈一起来听讲座后，对分娩、胎儿也有了大致的认识。接着，我给好几对准爸妈上了分娩课。到分娩时，他们有了充足的心理准备，产程相当顺利。有个胎位为臀位的产妇也很快顺产了。这都源于她们对分娩的清楚认识，继而对分娩充满了信心和期待。

温柔分娩会在宝宝的大脑边缘系统留下深刻的印象，也就是说，我们用温柔的态度来迎接新生命的诞生，会对他们以后的人格产生深远影响。我们温柔地对待每一个新生命，将来他们长大成人，也会用温柔的爱来回馈整个社会。可以说，温柔分娩能造福整个社会和民族。改变世界，由妇产科开始，用微笑来迎接新生命吧，此刻，世界将被温柔对待。

今年年初，本书的作者光子找到我，希望我为这本书撰写专业点评。当然，能为本书提供点评是我的荣幸。于是我认真地拜读了整本书，的确写得很好。她说，把这种顺产经历写出来，可以鼓舞很多想顺产却不知怎么顺产的孕妈咪。这番话让我深深动容，同时我也被书中这对恩爱的小夫妻感动了。爱追梦是一个人的想法，还有一位愿意陪自己一起追梦的爱人，的确很幸运。我说："光子，你真的很幸福，要好好珍惜眼前人啊！"

在光子的孕产故事中，对孕妈咪的心理描写得丰富有趣，且生动自然。从一个go后孕妈咪的角度展开，令广大准妈妈都有深深的代入感，很有亲和力。面对百无聊赖的孕期，居然可以找到那么多的乐子。面对妊娠糖尿病、可能长妊娠纹、宝宝双顶径超标、被告知准备剖宫产等众多问题，最后都能实现自己的目标——完美顺产，着实不易。在心理学的层面上看，她相信自己，敢于向困难喊话，还做好了充分的产前心理准备。有时就算出现一些意想不到的小状况，情绪起起伏伏，但内心深处始终处之淡然，相信自己、相信宝宝、相信医护人员，这是值得肯定的态度。

丈夫和家人对光子的爱及包容都很有帮助，更重要的是，她对自己的身心管理很重视，从本书中可以看出她非常关爱自己的身心。爱人先爱己。当你心中丰盈，成为爱的本身时，就会自觉自然地去帮助别人，这样的帮助才是有力量的，并且对自己来说是轻松喜悦的，这叫做"爱满自溢"。如果光子没有照顾好自己，没有好好爱自己，那便很难给宝宝树立一个好榜样，更无法写不出这本好书。

各位可爱的孕妈咪，即使每个人的家庭关系、身体因素、和丈夫的感情不尽相同，但你终生幸福的决定权始终在你手里！即使你唯一能控制的只有你自己，也可以掌握好人生主动权。希望你们都能重视自己的幸福，对自己的身心负好责任。

　　如果你身边刚好有一位手足无措的孕妈咪，请把这本书推荐给她。希望这本书能让更多人读到。

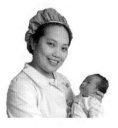

中山大学附属第八医院妇产科资深助产士　陈　枫

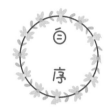

自序

　　我是茫茫宝妈中的一名普通宝妈，只因为怀孕时经常"混迹"于各类孕产 APP 和贴吧，每天看到不少宝妈发帖报喜、求助或交流经验，如生了个5千克重的大胖娃娃、预产期超过一个星期还没发动、说说我的男宝症状、怀二胎两小时超快顺产等，从中学到了不少孕产经验。

　　终于等到我生产了，我也要接龙发帖报喜，标题大概是《头胎超快顺产无侧切无撕裂的秘密》。宝宝出生后，我们家里四个大人一起照顾他，手脚并用都显得不够。等到宝宝四个多月大时，有一天趁着宝宝睡着了，我眼疾手快用了半个小时一口气写完一篇就发到网上，语言简单，没有花哨，可以说是语言平实得再不能平实了，没想到点击量一下子飙升到五千多次。

　　很多点赞的孕妈咪问我到底是用什么绝招做到无侧切、无撕裂顺产的，于是就有了这本书。哈哈！可以一次性回答所有宝妈的疑惑，满足她们完美无损顺产的美好愿望。

为了写这本书，我特地看了很多著名作家的文章，研究他们是怎样写出让人拍案叫绝、惊心动魄的文章的，后来发现他们不是著名专家就是霸道总裁，不是上过央视就是出过几本畅销书，动辄微博粉丝上百万。我就像天上无数颗亮星旁边的一颗小星星，即使微小，也在努力发出耀眼的光芒。

我们身边总有交通拥堵、大学生就业困难、老板欠薪跑路等恼人的问题。经过媒体传播，达成了共识循环，渐渐地，社会越来越多类似的问题出现。然而发现世界很美的眼睛越来越少了，因为近视眼太多了，嘿嘿！我是在一次孕产经历中亲身受到过这个世界温柔对待的幸运女孩，虽然也是近视眼，但还是有感受爱的能力。

我等不及自己成为无懈可击的大作家，现在就迫不及待要通过简单易懂的文字把自己的完美顺产经验分享给大家。同时，特地收集了关于国内外无侧切、无撕裂顺产的科学数据和权威妇产科专家的专业点评。书中"只有大夫知道的秘诀"等内容便是妇产科专业医生和资深助产士经过好几个日夜"奋斗"出来的指导及点评，十分实用、有效，且通俗易懂。

现在，我将为大家展开一个个有趣好玩的孕期故事，通过一件件奇趣小事渲染欢乐气氛，令身在孕产期的宝妈们欢哉乐哉。我面对各种困局不屑一顾，最终扭转乾坤反剖为顺的励志顺产故事，希望可以帮助你在孕期收获欢乐，帮助你实现无侧切、无撕裂的完美顺产。

每次看见肚子鼓鼓的宝妈，我都忍不住想告诉她完美顺产的好方法。每次看见路上愁眉不展的宝妈，我就会主动跳出来，告诉她们孕期其实可以过得精彩纷呈。

如果每个女孩都有个快乐有意义的孕期，可以完成完美无损的顺产，那么整个孕产期就是女人美轮美奂的蜕变期。

写这本书的动力是因为我有一个真实的顺产故事。要感恩这个可爱的世界，感恩爸爸妈妈，感恩公公婆婆，感恩我的HONEY，感恩宝宝，感恩各位专业医生对我的支持与鼓励，感恩所有人对我的爱，我爱你们！

希望更多可爱的人能感受到这个世界的满满爱意。

这次我出书了，认识我的朋友会说：噢！这真是一个励志故事，二货都出书了！

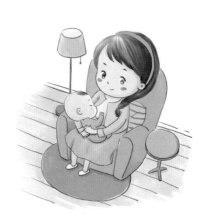

十月怀胎，一朝分娩

感恩家人和医护人员的努力

让我创造了"分娩奇迹"

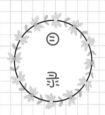

目 录

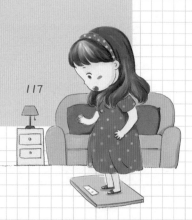

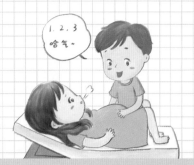

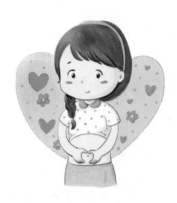

刚怀孕就要做好顺产的准备

调理好身心

迎接天使宝宝的到来

Part 1

恋爱——萌生宝宝的前奏

恩爱五个月后
爱情的种子神奇地
在我的肚子生根发芽了

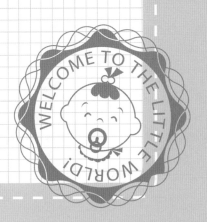

我和蜜糖的同频相爱奇缘

当下时刻

我和蜜糖（现在是老公了）认识不到一个月，因两心倾慕，很快便走在一起了。和蜜糖正式开始拍拖的时候，他还没反应过来，以为自己在做梦（肯定是个美梦）。我素来主张不婚主义，刚一起时也不敢相信自己竟会爱上只认识一个月的男人，后来不仅以闪电般的速度见了家长，领了证，还生了个胖娃娃。可见，蜜糖的魔力如此强大！

蜜糖说我是魔女，降服了他的身心。哈哈！其实我是上天派来的天使，负责给蜜糖带来快乐和温馨家庭的。

深秋的风舒爽怡人，阳光温柔地透过窗户，洒在窗台。醒来睁开眼睛一看，我们都惊呆了：啊！我居然可以和深爱的灵魂伴侣在一起！深情对视之际，情不自禁，想要拥抱亲吻对方……

其实我是上天派来的天使，负责给蜜糖带来快乐和温馨家庭的

谁 追 谁 的 问 题

看起来好像是我先追求蜜糖的，其实是这样的：

和蜜糖第一次见面，并没有多美妙的一见钟情，而是为了工作交流互加了微信。

我对产品特性有不明白的地方会先在微信里请教蜜糖（他比较在行）。隔着手机屏幕，也能感觉到他很耐心，性格温顺，而我对他倒是"直接粗暴"。后来我说不会安装净水器，问蜜糖可不可以帮我。他爽快地答应了。

这是我们第二次见面。那天，蜜糖来帮我安装净水器，扛着一堆工具在楼下等了一个多小时。我深感抱歉，和朋友吃完饭后便急忙赶回家。蜜糖一进屋就埋头安装净水器。看着他认真工作的背影，心头一暖，突然觉得这个男生远比那些只会"吹牛"的朋友好几百倍。那一刻，我就认定要交这个朋友。

为了感谢蜜糖的帮忙，我带他参观家里花"重金"布置的院子。晚上，我们围在院子里蹲着烤火（其实是烧着干枯的树叶），烟火散发着田里烧秸秆般的焦香。火光照亮了黑夜，十分璀璨。我们不断往火坑里扔干枯的树叶，火越烧越旺，照得四周散发着暖意。我轻轻地笑了，蜜糖深情地望着我（仿佛发现了我天真烂漫的一面，之前对我的粗暴印象马上得到了改善），顿时夸赞我可爱。我俩就像小孩一样，开心地笑了起来。在火花和月光的交相辉映下，蜜糖给我讲起了故事。

在皎洁的月光下，蜜糖越讲越起劲，讲到超自然现象双鱼玉佩的传说时，我吓了一跳，猛地一手抓住蜜糖，把他也吓了一跳。其实，在心中，我已经拜知识渊博的蜜糖为师了。后来蜜糖跟我说起这些甜蜜的往事，以为我当时抓住他的手是要表达喜欢他，心里乐开花了。

在一起的前奏

后来，蜜糖要去上一个课程，行程安排是两天两夜的，晚上需要入住宾馆。我顽皮地恐吓蜜糖（其实心里打着小算盘）说："宾馆的床是很多人睡过的，有很多细菌，连浴室里的毛巾都没有经过消毒处理，很不卫生。你不如住我家吧，不用你给房费，晚上给我讲故事就好了。"

晚上，蜜糖下课回来，送了我一束花。看着艳丽的花儿，我惊喜万分，心里顿时如小鹿乱撞（蜜糖是

看着蜜糖"特地"带回来的花，着实为他的泡妞技术发愁啊

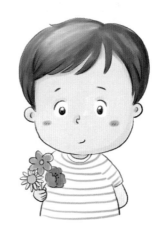

准备向我表白吗？然而并没有）。他说那是课室讲台上的花，经过同意，顺便拿回来送我。讲台上的花？顺便？我倒吸了一口凉气，为蜜糖的泡妞技术感到忧愁。回房后，我猛跺脚，咬咬牙，心想：就不能说是特地买回来送给我的吗？要是以这种情商来追我，什么时候才能追到啊！

终 于 在 一 起

我睡大房，蜜糖睡小房。一个晚上、两个晚上、三个晚上都"平安"过去了。

表面上，我们是纯粹的好朋友。其实内心都在蠢蠢欲动，像是在玩忍耐力比赛，比谁的自制力更强，谁能忍得更久。我实在佩服蜜糖。第四天晚上，我就不信蜜糖会"坐怀不乱"。我让蜜糖到房间里给我讲量子物理学、同频共振……（此处省略一万字，哈哈）

当晚，我顺势"强迫"蜜糖向我表白。蜜糖羞答答地向我交代了面对流星雨许下的愿望——想和我永远在一起。然后蜜糖整晚紧夹着我的手指不松开，怕我会跑了一样（呜呜，我的手指犯了什么错，原来夹手指刑会这么痛）。

究竟是谁追谁，不用说得太明显了，你们只要相信是蜜糖先追求我的就好啦，是他先向我表白的。

恋 爱 点 滴

蜜糖偷偷来看我的舞蹈演出，让我紧张不已（因为我跳得还不熟练，怕在蜜糖面前出丑）。蜜糖在台下"咔咔咔"地为我拍了好多张丑照。我坚决要求删了，蜜糖居然还跟我翻脸，转头把照片拷到U盘里保存起来（就差裱起来放在桌子上了，哈哈）。

蜜糖知道我喜欢飞翔的感觉，为了满足我，给我冲上云霄的快感，便给我买了个遥控飞行器。我生疏地控制着飞行器，它一上一下地颠簸飞行，而我的小心脏也跟着来回上下窜动，整个人就像飘在了空中，好刺激啊！

蜜糖细心地帮我剪脚趾甲，虽然剪得参差不齐，再看他的指甲，算了，我的指甲相对而言已经算好了。后来，蜜糖说要帮我吹干头发，本来美美的大波浪硬生生被他吹成个"金毛狮王"，蓬松松的（原来蜜糖不知道女生吹头发这么讲究）。

我们在一堆泥土上种了油菜、白菜、香菜、胡萝卜……似乎种菜种上瘾了，还在公司阳台上种了萝卜苗、豆芽、荞麦苗等。亲自栽种采摘、清理烹调，和蜜糖一起吃着自家的菜，超级有成就感！

太阳西下，我们紧挨着躺在吊床上荡秋千，享受着闲暇时光。蜜糖深情地说："能跟宝贝你在一起，是最幸福的事。"我害羞地点点头："我也要永远和你在一起。"

恩爱五个月后，爱情的种子神奇地在我的肚子里生根发芽了。此时，我和蜜糖正经营当时我一个激灵就创办的企业管理咨询公司。

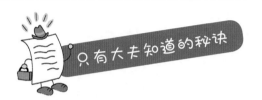

只有大夫知道的秘诀

想要孩子的话最好先科学备孕，做好身体上的准备、经济上的准备。前提是双方都要身体健康，受孕前建议先到医院检查身体，做好充分的孕前检查。另外，受孕前3个月，女方要开始补充叶酸片哟！

本来美美的大波浪被蜜糖硬生生吹成了"金毛狮王"

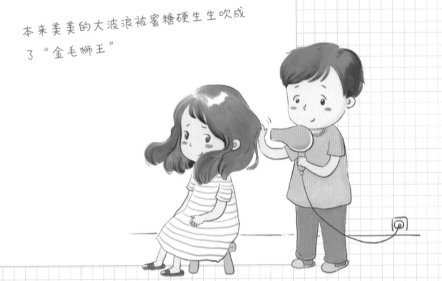

孕期和蜜糖经营公司，我赚大了

宝宝是我坚持梦想的力量

两年前，我还没认识蜜糖，当时还是个不着边际的小公司老板。怀孕后，我才决心要经营好自己的公司。现在，终于实现了。

因为社会阅历和工作经验不足，我对公司的期许很简单：不倒闭就好。

两年过去，我坚持了下来。周围的人都夸我是美女老板、年轻有为、好胆量。呵呵，他们根本就不知道，两年前，我的公司里一个员工都没有，只有我和蜜糖（员工大多是后来招的）。

养活自己和公司都很困难，所有的支出只能靠信用卡。你们或许会问，为什么我的公司还可以维持到现在，这么艰巨的任务究竟是如何做到的？

理由很简单——为了做好经济上的准备，给宝宝更好的生活。

热恋中没了智商

在公司里，我平时的工作就是喝茶、融资、聊人生、聊梦想、种种菜、养养吸水珠子、玩蜜糖送我的遥控飞行器。当飞行器乱飞乱撞飞出公司门口时，隔壁公司的员工都诧异：在这么严肃的职场，哪里来了这么一个小屁孩？

刚开始，我还会积极参加各种社会活动，在商会、协会、志愿者活动中频频冒泡，认识形形色色的人（我的脸盲症大概就是那时形成的）。但最近两年，我消失得没个踪影，大概没有人记得我了。

认识蜜糖后，我变得"昏庸"，天天谈恋爱，不"上朝"了。有时下午才到公司转转，有时几天不去公司看看。蜜糖怎么劝我也没用，我就是那种热恋中没了智商、不爱思考的女孩。

养龟纯粹为了防止懒惰

后来为了防止"懒癌"继续扩散，我在公司里养了两只小乌龟。每天都要定时到公司给它们喂龟粮和换水，不然它们会死给我看，它们在用生命威胁我（这招真狠，效果立竿见影）。

有一次，拖了一天才来喂它们，看它们也没什么事，我心存侥幸了。直到有一天，其中一只小乌龟含泪而去，我才醒悟到自己的懒惰，于是把另一只小乌龟放生到河里，让它从此自由遨游。之后，我再也不养乌龟了，这么容易就死，太让人伤心了嘛！

每天必须要定时给小乌龟喂食和换水，否则它们会死给我看的

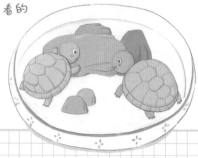

开始与"洗手间"作伴

后来，公司来了一个朋友，听说他的某位朋友来头特别牛，是某知名企业管理公司的资深策划师，去过很多个国家深造，见多识广……我想，那应该就是我寻找已久的千里马。

我绞尽脑汁，想要把他挖过来我们公司，但又细思挖过来后应该怎样才能在气场上把他镇住，左思右想，突然胃里翻腾……

原来，这时我已经怀孕了。经常犯困，胃里常翻江倒海，需要跑到公共洗手间呕吐（几分钟就吐完了，没有占用太长时间，也没发出怪声，应该没有人知道吧）。

此刻，我明白自己的身体状况，却不知是继续工作好，还是回家休养好。毕竟，还有这么个人才摆在眼前，怎么办好呢？

高级人才必须配备高级的待遇，而公司每个月的租金、会计费、物业费等大大小小的支出都要靠信用卡"顶住"。我掐指一算，坐食山空的一天快到了。

突然又恶心想吐，我立刻以离弦的速度奔去洗手间，噼里啪啦吐完后才舒服点。心想，创业不仅要养活自己，还要养活员工才行啊，员工也有自己的家人和孩子。

我决不能让家人和员工陪我一起吃"西北风"。招纳人才一事就这样不了了之。

孕吐反应来了，胃里翻江倒海，我开始与"洗手间"作伴

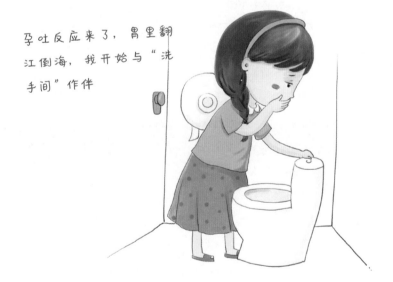

收获颇多，怎么会后悔

还好，虽然盈利不多，公司至今仍未倒闭。

看到这里，你们一定在想，赚不到钱有什么用啊。可是，有些东西比金钱更可贵呢。

我坚信，要自由就要勇敢创业。我并没有后悔，起码我懂得了社会责任感、企业责任感，知道如何管理好员工，并通过亲身经历体验到，一个企业的价值在于通过盈利给员工带来了怎样的好生活，为社会贡献了多少 GDP。这种阅历是强烈的切身体验，是看书学不来的。这些不都比金钱更值钱吗？

但入不敷出的时候，我内心还是很纠结的，为我解决这种心理矛盾的是日渐长大的宝宝。

我要感谢宝宝的出现，他巧妙地替我解围了。我决定在这段孕期时光里休养生息，好好养育宝宝，重新归零，找到更好的自己。

此时，我不是老板，而是个简单的女孩。我要释放天性，找到本我，这就要开启疯狂的孕期吃喝玩乐模式啦!

　　赚到很多钱可以叫成功,以妈妈的身份顺利生出健康的宝宝也是一种成功,更是一种伟大,不是吗?

我决定在这段美好的孕期时光里
休养生息,好好养育宝宝,给他
最好的生活

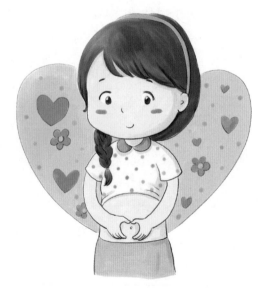

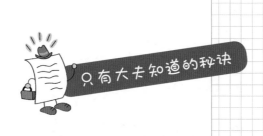

只有大夫知道的秘诀

1. 如果条件允许，孕妈咪可以放下手头上的工作，好好休养。待宝宝出生，过了哺乳期后再继续工作。这段时间大概就是一年。在这一年里，不仅可以养胎，还可以好好提升自己，多看书、去近处旅游、学习一门技能，如学画画、学插花、学一种语言、学做针织活都是很有意义的事情。

2. 孕早期，很多孕妈咪都会有一定的孕吐反应，如恶心想吐、犯困无力、头晕等，这些都是正常现象，不必过分担心。这时，要适时调整好自己的身体和心理，为孕中期和孕晚期做好准备，如补充营养、注意休息、劳逸结合、不做重体力活等。

Part 2

孕早期，
那些"胆大妄为"的事

小心翼翼地熬到了孕3月
孕吐缓解了，整个人十分轻松
很想到处溜达溜达

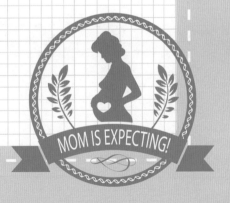

MOM IS EXPECTING!

闲情逸致赏花事

　　夏风徐徐而来，吹起了阳台的窗纱，清凉清凉的，很舒服。阳光倾泻进透明的窗台，伴随着夏风，一闪一现，颇为惬意。现在，孕吐稍缓解了，整个人十分轻松，很想到处溜达溜达。这时，陪伴我的是很喜欢荷花的妹妹。

　　我辛辛苦苦养了只小乌龟，结果它却绝望地离我而去，想想都心痛。这次去荷花池是给它"安葬"的，我把它葬在神圣的荷叶上，让它看起来像从来没死去一样，给它一片洁白的荷花天堂。

最好的告别是祝福，希望小乌龟
能到达美好的天堂

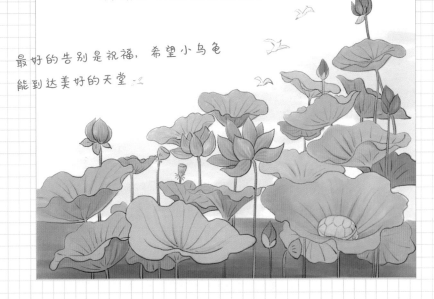

　　现在正是荷花盛开的季节，翠绿的叶片上绽放着粉红的荷花。一边是深邃的湖水，一边是轻柔的荷叶。习习清凉的夏风夹着荷叶的清香飘送而来，那是沁人心脾的荷韵。含苞待放的花蕾隐约在万绿丛中，娇羞地低着头，像心花初放的情人等待着确切的答复。如此美景，当然会吸引一大批摄影爱好者前来拍照。

　　欣赏风景，不仅要用眼睛看，还要用心去体会。若透过摄影器材去看，那种真实的美感像隔了一层玻璃，视觉冲击力就减弱了。风景很美，但看到一半，我便又渴又累了（孕妇对温度是很敏感的）。

　　额头不断沁出汗珠，实在太热了。妹妹贴心地要给我买瓶水，可是附近一家便利店都没有啊！走着找着，已经没气没力了。妹妹还嫌弃我走得慢（呜呜呜，人家就是走不动了嘛）。我机智地掏出手机打给蜜糖："蜜糖，我好渴啊。附近没有便利店，如果你在我身边就好了。我终于知道，只有你不会嫌弃我，爱你哟！"

　　妹妹惊讶地说："你说话怎么变得嗲声嗲气的？走路变慢了，和以前女汉子的形象差别巨大，你和老公的通话听得我鸡皮疙瘩都竖起来了。"我嬉笑着：
"你懂什么，那是因为爱情啊……有人疼就是柔软的
女孩，没人疼就是女汉子咯。"

我喜欢用心欣赏荷花，这样的体
验是最真实、最美好的，能给宝
宝很好的心灵享受

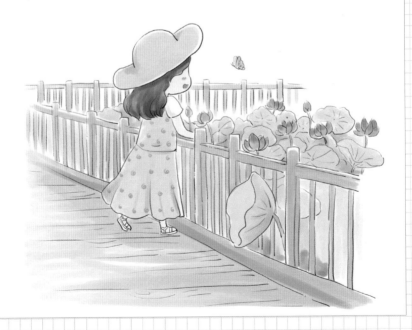

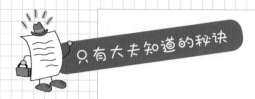
只有大夫知道的秘诀

1. 说到夏天和水，人们自然而然会想起荷花。荷花是中国十大名花之一，具有非常高的观赏价值，而且花期较长，散发着沁人的清香。孕妈咪多闻这类清新的花香，能保持心旷神怡和情绪的稳定，对于宝宝的健康发育是有一定好处的。

2. 荷梗性平、味甘，具有理气宽中、清心解暑的功效。用来炖肉汤食用，对于孕妈咪来说具有一定的清心作用，能缓解夏天暑热引起的烦躁情绪，还能辅助降低身体温度，保持舒爽的状态。但莲子性寒、味苦，体质虚寒的孕妈咪不建议食用。

3. 建议采用荷梗搭配鸡肉、猪肉、猪骨、鱼类等煲汤食用，味道鲜美，可以很好地促进孕妈咪的食欲，让其吸收到丰富的营养，如矿物质、维生素、优质蛋白质、膳食纤维等。

面对孕吐，我吃吃吃

惊喜之余的伤心

"蜜糖，我真的怀孕了！"拿着检查报告，我激动得泛起了感动的泪花……

"肚子里有一个鲜活的小生命。"我瞬间明白到，以后"身不由己"了，至少在整个孕期都要小心翼翼，不能随意妄为了。

"太好啦，宝贝，我们有宝宝啦！为了宝宝的健康，从现在开始，不准你再吃无益的零食啦！"蜜糖说得眉飞色舞，掩饰不住内心的兴奋。

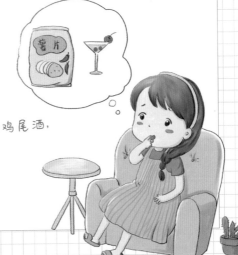

想着脆口的薯片、清爽的鸡尾酒，口水直流，嘴馋又犯了

　　我在惊喜之余又"痛心疾首"。啊！以后不能吃冰淇淋，不能吃奶油蛋糕，也不能吃巧克力、薯片、炸番薯、麻辣烫、酸辣粉、甜酒酿、鸡尾酒啦！蜜糖这个"爱娃狂魔"是绝对不会让我碰这些无益零食的，这些食物对宝宝的健康发育没有任何好处，甚至会对宝宝的健康带来不利影响。

　　好吧，为了可爱的宝宝，就算口水直下三千尺也要忍着，让它流吧，让它流吧！

胃口太好了

　　抛弃了那些无益的零食，我开始把注意力转移到健康营养食品上，将它们分门别类，列出了长长的食物清单：水果类、叶菜类、根茎类、豆类、坚果类、菌类、瓜类、淀粉类主食、种子类……

　　按着食物清单，我中规中矩地吃了很多营养食品。孕7周是别人常说的孕吐期，有的孕妇会没有胃口，吃不下任何食物，甚至看到肉食、闻到腥味都想吐。

"蜜糖，我怕胃口不好，像刚开始几周，经常呕吐，最后影响到宝宝的发育成长，怎么办？"我皱着眉头。

"不会的，你看你现在不是在吃第三碗饭了吗？哪里来的胃口不好，哈哈！"蜜糖调侃着我。

"哼！吃得多有什么用！我要每天吃 50 种不同的食物，才能保证宝宝吸收到充足且均衡的营养。"

现在，每顿都恨不得把所有饭菜一扫而光，然后打个饱嗝，散散步去。然而，看到鲜艳欲滴的水果，我又马上饿了……

和蜜糖逛超市

孕 8 周，我的肚子没长多少肉，体重增长不快，正好可以借着怀孕这个好机会大吃特吃。

和蜜糖逛超市是孕期最快乐的时光，那里有琳琅满目的美食等着我去挑选（当然得选择有益的美食了）。蜜糖

一心希望我多吃点健康食物补充营养，我怎么好意思
拒绝他的好意呢。

　　热情洋溢的无益美食在向我招手，是蜜糖勇敢地
充当了卫士，把它们挡在购物车外。我能感觉到它们
在看到蜜糖嫌弃的表情时马上就蔫了。

薯片、巧克力在热情地向我招手，
可惜，我和它们无缘了

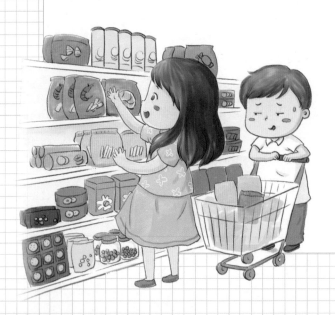

啊！浪费了美食

孕9周，蜜糖的厨艺进步了。看着蜜糖的爱心住家菜，我迅速拿起筷子，不停地往嘴里塞，美滋滋地咀嚼，心满意足地咽下。

顿时，感觉胃部强烈收缩，还没反应过来，我便条件反射般冲进洗手间。10秒不到，胃里翻江倒海，刚吃进去的美食被我吐了满地。

蜜糖心疼地说："宝贝，先歇歇吧，等饿了再吃。"

"我现在就饿了，刚刚吃的都吐完了。"说完继续闷头大吃，完全把刚刚孕吐的事抛诸脑后。

果汁、素食来帮我

吃完，胃部又开始反抗，吐完就舒服了。蜜糖温柔地递过来一杯鲜榨果汁："呕吐多了，身体会丢失很多水分，要喝点果汁补充水分和维生素。"

我点点头，畅快地喝下去，味道酸酸甜甜的，十分醒胃，胃口很快又恢复了。

　　看着桌子上肥腻的肉食，我便索然没有了吃饭的兴致。幸好，蜜糖准备了我爱吃的素食。素食富含矿物质、维生素和膳食纤维，不仅可以为宝宝补充需要的营养，还可以促进我的肠道蠕动，预防孕期便秘。但是要提醒大家，不能长期吃单一的素食，否则难以为宝宝提供丰富的营养。要多吃不同种类的素食，最好在有胃口的时候，搭配营养价值高的坚果类，这样营养搭配更均衡。

把水果切成小丁，拌点酸甜香浓的酸奶，就成了一道健康的开胃小吃

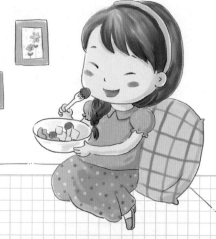

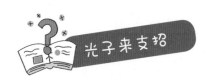光子来支招

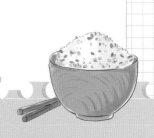

以下食物都是孕期可以吃的素食，但过于寒凉、过于燥热的素食，孕妈咪不宜吃太多。

水果类：葡萄、蓝莓、香蕉、桃子、杨桃、草莓、橙子、橘子、桑葚、鲜枣、猕猴桃、梨、枇杷、火龙果、苹果等

叶菜类：小白菜、长白菜、油麦菜、芥菜、空心菜、菠菜、茼蒿、油菜、苋菜、荠菜等

五谷杂粮：玉米、红米、黑米、糙米、高粱、小米、荞麦、糯米等

瓜　类：南瓜、黄瓜、丝瓜、冬瓜、葫芦瓜等

根茎类：红薯、土豆、芋头、山药、粉葛等

坚果类：核桃、夏威夷果、巴旦木、碧根果、腰果、开心果、榛子、板栗、松子等

豆　类：黄豆、红豆、黑豆、赤小豆、花豆、眉豆、四季豆、菜豆、蚕豆、扁豆等

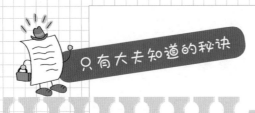

只有大夫知道的秘诀

1. 保证食物种类多样化。孕期营养补充要均衡，宜多吃不同种类的食物。

2. 防止孕期肥胖，得少吃动物脂肪。本来已经肥胖的孕妈咪更要注意控制体重，调节饮食结构，减少动物脂肪的摄入量。

3. 素食主义者要注意。素食主义者宜多吃高热量的坚果类和淀粉类主食、富含蛋白质的豆类、富含维生素的水果蔬菜，以免引起营养不良。

4. 孕吐期不要过分勉强自己。胃口不好的孕妈咪可以在孕吐期吃些自己平时喜欢吃的食物，但不要勉强自己。如果实在没有胃口，可以先休息一下，待有胃口时再吃，尽量保持少食多餐。

5. 小心选购零食。无益的零食宜少吃，若实在特别想吃，在购买时也要注意包装上的说明。尽量避开这些食品添加剂：甜蜜素、酸度调节剂、着色剂、膨

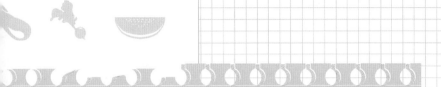

松剂、增味剂等。这些添加成分对孕妈咪和宝宝都是无益的，摄入过量，甚至会对宝宝产生不良影响。

6. 对于正常孕妈咪来说，没有一种水果是绝对禁忌的，不过吃水果要遵循正确的方法。建议孕妈咪选择含糖量较低的水果，吃水果的时机最好选在两餐之间。注意不要大量进食水果，否则容易影响正餐的进食量。

7. 在日常生活中，每个食材都有其自身的营养价值，但一旦不新鲜、发芽、被污染、未煮熟等，就可能产生毒素，危害到身体健康，轻则影响肠胃健康，重则威胁母婴安全。因此，孕期饮食要十分注意食物卫生。

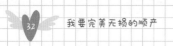

来一场说走就走的旅行

灵机一动

怀胎十月是个漫长的过程，也是难得闲适的阶段。每天就是想着吃什么、到哪里玩。孕妈咪能吃的食物都有一个范围，生冷刺激、活血化瘀、辛辣上火的食物都不能吃（觉得自己有点可怜）。但是，能去的地方可以是全世界哦!

于是，我灵机一动，不如趁着孕早中期，给自己来一场说走就走的旅行。世界这么大，我早就想去看看了。嘻嘻! 终于逮到个好机会。

适当的旅游计划

我要去领略巴厘岛的海岸风光，在马尔代夫柔软的沙子上睡觉，沿着"天涯之国"智利的海岸线看大海，到台湾坐火车环岛看风景，踏足惊险刺激的百慕大三角，感受西藏神圣的朝拜之路⋯⋯春天去感受美国浓厚的商业气氛，夏天去非洲热带雨林看现场版动物世界，秋天到韩国偶遇"长腿欧巴"，冬天去温暖的大堡礁潜水……我还真打算孕12周开始环游世界，因为这时宝宝的情况已经很稳定。

于是我在电脑前欣赏着整个世界的美景，哈哈！是谁发明了卫星地图这好家伙的，让人足不出户就能游遍全球。别问我为什么不出去外面的世界看看，钱包自己出去旅游了，还没回来。

整个孕期过的是寅吃卯粮、拆东墙补西墙的日子，过得很是节俭，但并不妨碍我去澳门游玩的心情。澳门是我最想去、最经济的好地儿了。精打细算，来回车费外加吃饭费用，预计300多元人民币就可以搞定。

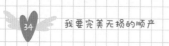

探 秘 黑 沙 滩

其实去澳门也没有什么特别重要的事，就是想去黑沙滩看看那里的沙子是否真的是黑色的，还有陪朋友阿霞去帮她老板买两罐奶粉。蜜糖给了我一个特别任务：带一个汉堡包回来。最重要的是要证明怀孕的我曾在澳门"小驾光临"，以后就可以和朋友吹吹牛了：大着肚子，我也能四处旅游。

于是，我和阿霞一起从中山小榄轻轨站出发，到珠海口岸下车。经过一番排队折腾后，终于进入了澳门特别行政区。

到了黑沙滩，远远看沙子不过是普通的金黄色，并没有什么特别。接近沙滩，探秘时刻来了。我和阿霞光着脚缓缓走进沙滩。哎哟，沙子真烫，赶紧跑！

跑到海水和沙滩交际的地方，"铁板烧"似的脚终于凉下来了。脚下的是什么？到底是什么如此神奇？原来真的是细细黏黏的黑沙子。

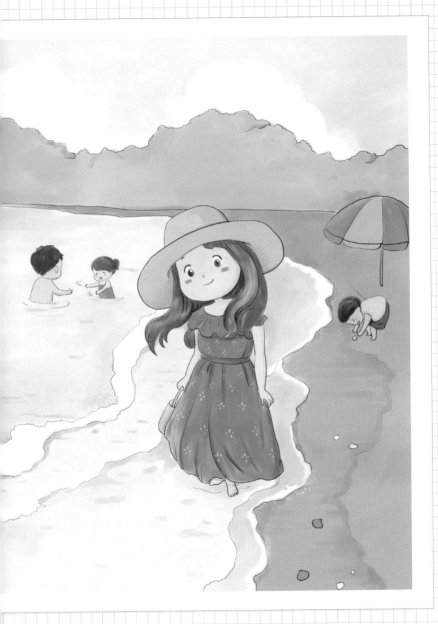

一下车，蜜糖早就在中山北站的空
地前着急地等待着我

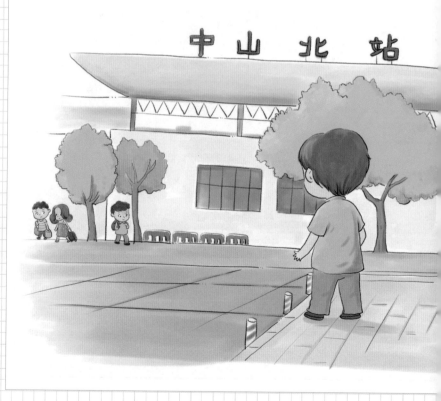

完成光荣任务

为了给蜜糖买个"梦寐已久"的汉堡包，我可是站着排了一个小时的队。听前后顾客的口音，排队的大多是菲律宾人、印尼人（反正没有一句能听懂）。

穿着 5 厘米高的高跟鞋，站得脚都麻，终于轮到我了。拿到"珍贵"的汉堡包后，我小心翼翼地装起来，生怕它遭遇被压扁的命运。买的东西太多了，很难全部顾及。

完成了蜜糖交给我的光荣任务，阿霞却没有买到老板想要的奶粉，但也打听到澳门没有这个牌子的奶粉卖，可告诉其他同事别再跑来澳门瞎找。

夜深了，我归家心切。坐上轻轨后，真希望下一秒就能到达中山北站。一下车，蜜糖早就在中山北站空地前着急地等待着我，迎接他最爱的汉堡包（当然还有他最爱的我啦）。

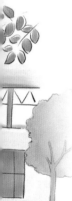

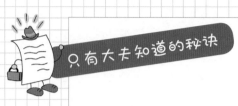

只有大夫知道的秘诀

1. 孕早期，等宝宝情况稳定后，去旅游也是一件好事。孕妈咪既可以获得良好的享受，愉悦身心，也能在旅游景区（最好是人少、清静的地方）呼吸清新的空气。

2. 孕妈咪出行总有不便，出发前需要做好更周全的计划才行，如提前查看天气预报、知晓车程时间、计划好要去的景点、提前查看坐车路线、准备车上要吃的食物。还可以准备一个小镜子，看到美美的自己，好心情指数会爆表哟!

3. 习惯穿高跟鞋的孕妈咪要开始试着穿平底鞋了。至于高跟鞋嘛，搁一边，等生完宝宝一年半载后，再去想吧。到那个时候，你重生了，喜欢什么风格，随心所欲挑选就好了。

4. 如果孕妈咪要坐火车进行长途旅行，在座位上一直坐几个小时是不利于身体健康的。可以在火车上稍微站一下，或在车厢里走动走动，或坐着揉一下双腿，利于血液循环。

5. 船在海上航行，风浪较大，颠簸得厉害，孕妈咪可能发生晕船或胃部不适。如果选择了乘船出行，最好选择船身中间、靠近水位线的客舱，这个位置的客舱较为平稳。

6. 一般来说，怀孕后开车出行，对孕妈咪和宝宝的影响并不大。但如果长时间保持同一坐姿，对分娩却有不良影响，也会影响下肢的血液循环。此外，如果乘坐的是新车，车内新的装修材料也许会释放出甲醛等不良气体，诱发孕吐反应，甚至影响宝宝的健康发育。因此，孕妈咪不宜乘坐或驾驶新车，开车时还要注意定时通风换气，将座位与方向盘的距离调整至合适位置。

Part 3

孕中期，
乐子不停来找我

孕中期，宝宝各种情况都稳定了

现在大可放心去做爱做的事情

散散步、练瑜伽……

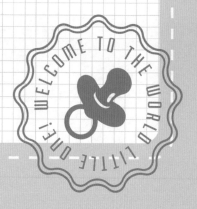

一秒踏进金钟水库，一天才出来

　　没怀孕之前我是潇洒少女，充满人见人爱的青春活力，喜欢爬山、露营、游泳、溜冰、溜滑板。以后我还要学冲浪，去澳门旅游塔蹦极，去澳大利亚坐热气球，还要自驾飞行器……不体验人生所有的精彩，怎么算真正活过呢？

　　孕早期不能做剧烈运动，连抬凳子、上楼梯都要如履薄冰。医生说孕早期宜静修，可以培养琴棋书画的兴趣来陶冶情操（我当然谨遵医嘱了）。到了孕中期，宝宝各种情况都稳定了，现在大可放心去做爱做的事情，散散步、练瑜伽……

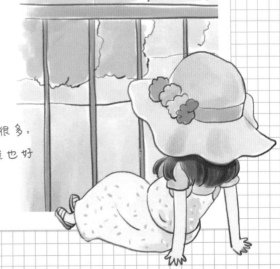

金钟水库里骑行的人很多，看着他们的背影，我也好想去骑车哟

　　我很早就计划要去金钟水库骑行，"飞速冲下斜坡的感觉爽到爆！"这句话冲口而出，蜜糖心惊肉跳，"宝贝，不行啦！等生了宝宝再去骑自行车吧，要乖乖听话啊！"我妥协道："那我坐在你的车后座吧。"就这么说定了。

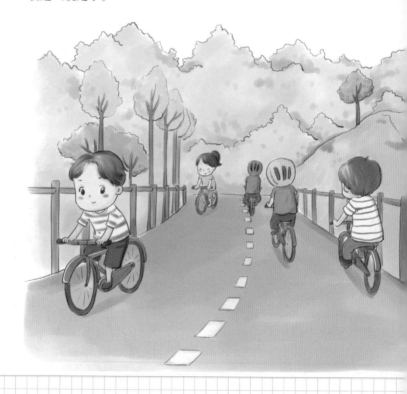

我原本想和蜜糖同骑一辆两座自行车，到了自行车租借处，才知道现在的政策不允许两座自行车进水库（心里十万个可惜）。蜜糖把我的头扣在他怀里，帅气地说："宝贝，我们回家吧。"我走不动了，身体很沉重，根本迈不开腿。也许我的元神早已飘进金钟水库，只有往金钟水库的方向走才走得动（这个理由是不是很玄乎啊，哈哈）。

　　其实一开始蜜糖是拒绝我去金钟水库徒步的，怕我体力不支走不动，他也背不动我，当然也不能背，怕压到宝宝。最后蜜糖还是妥协了，因为我赖着不走，他也没办法。

　　来过金钟水库几次都是骑车玩的，这是第一次在金钟水库徒步。一对比起来，速度真的好慢啊，就像孕5月的蜗牛在地上慢慢挪啊挪。蜜糖在我身后当跟屁虫，还一直埋怨我走得快。其实蜜糖是想让我走得慢点，嘿嘿，我知道的，我偏不、偏不。

　　7月，金钟水库里到处硕果累累。正值黄皮成熟季节，一串串金黄亮泽的黄皮缀满枝头，夺目诱人。

游人纷纷爬到树上采摘，有人爬着，有人摘着，有人尝着，好不热闹。

蜜糖以为我也想吃，二话不说，也爬了上去。"蜜糖，这黄皮一定是酸的，不信你摘一个尝尝。""真的好酸。宝贝，你怎么知道的？"

"这里这么多人，好吃的话肯定早被摘完了。不是有一个寓言故事叫《路边的李树》吗？王戎看见很多路人经过李树，却没人去采摘熟透的李子，就知道李子一定很苦。我们还是赶路吧，路途长着呢。"

金钟水库的空气弥漫着一种清香。我打听了很久，才知道那是桉树散发出来的香味，我认为是世界上最好闻的气味。香气夹杂着灵气，轻轻闻一闻，仿佛全身悬浮在半空中，与万物融合在一起了。因为桉树清香的气味，我喜欢上了金钟水库。以后，凡是有桉树香的公园，我都想亲自去看看。

好不容易走完了全程，很有成就感。我感觉自己创造了一个孕期壮举——带着未出生的宝宝，完成了近 12 公里的徒步之旅。

蜜糖在我身后既当跟屁虫，也当护花
使者，很让人安心

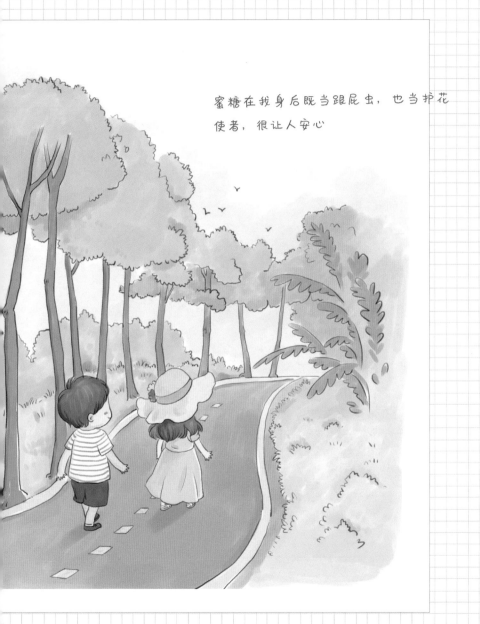

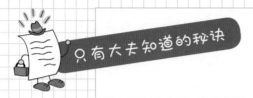
只有大夫知道的秘诀

1. 孕中期，宝宝着床稳定了，孕妈咪可以试着多走动，但不宜去太远的地方游玩。适当走动，对保持愉悦的心情有很好的作用。长期保持乐观豁达的心态，可以对宝宝出生后的性格产生积极影响。

2. 出去游玩时不宜做太剧烈的运动，比如蹦极、攀岩、跳跃、爬山、跳水等。可以做一些柔和的运动，比如游泳、散步、短途徒步等。

3. 游玩时要注意安全，出发前准备好食物和水，不要随便喝没有消毒过的水（例如山上的泉水），以免造成身体不适。注意，尽量不要一个人出去游玩，准爸爸或其他家人要陪在孕妈咪身边，方便照顾。

俏皮小萌鸟陪我度过漫漫孕期

偶遇这只有灵性的小鹦鹉

蜜糖怕我一个人孤单，说要去沙岗墟买只小鸟送给我玩。我自然高兴坏了，以飞快的速度换好了衣服鞋子，拉着蜜糖下楼。不到200米，便听到沙岗墟商铺和摊位的吆喝声，好不热闹！我们钻进熙熙攘攘的闹市里，淹没在鼎沸的人声中。这里真是公公婆婆的天堂啊，很多老人家都喜欢来这里消磨时光。这里摆卖的东西种类繁多，千奇百趣，物美价廉。每次来这里逛，总有种"淘宝"的喜感，一下子，便可淘到心头所爱。

路过花鸟一条街，成千上万只不同种类的小鸟在笼子里叽叽喳喳地叫着，等候它们的主人出现。看着可爱活泼的小鸟，我把手指伸进笼子里，想要抚摸一下它们的羽毛，小鸟却惊恐万分，一下子缩到角落里。有些小鸟还是挺热情的，不停地啄着我的手指，啄得手都疼了。哟！小鸟太热情了。

唯独一只小玄凤没有躲我，还一直对我发嗲。我的手指放哪里它就跟到哪里,还把头靠在我的手指上,用嘴轻轻蹭着,好粘人,好乖啊。它希望我带它走吗?

"这只鸟很有灵性,我就要它了。"

小鸟150元,加上几十元的笼子和鸟粮,一共要200元,我一点都没讲价。它对于我和蜜糖来说是无价之宝,和它相处的日子都是欢乐的时光。

店家说小玄凤的寿命通常是20年,比狗的寿命还长。如果能看着它慢慢长大,然后帮它找到女朋友,繁殖后代,就算它的毛掉光、翅膀扑不动、牙齿啃不动小米了,蜜糖、小宝宝和我都会一直陪着它的。

好贴心的小家伙

回到家,发现它怎么也飞不高。原来店家怕它飞走,悄悄把它的飞羽剪了。

第一天回家,它就在我的手上睡着了(它是多么信任我啊)。除了晚上睡觉,白天我基本不会把它关进鸟笼里（明明有主人，却像只野鸟一样放养着）。家里除了厕所和床，它想去哪儿玩就去哪儿玩，给它足够的自由。

因为它总是"嘎嘎"叫，我和蜜糖就帮它取了个名字——嘎嘎。

嘎嘎是个粘人的小家伙。我和蜜糖走到哪儿，它就连飞带跑地追到哪儿，赶到我们的鞋子上，再用爪子扎着裤子，像攀岩高手那样爬上来。我最喜欢它爬到我们的肩膀上，甚至爬到头上来（连主人都敢欺负，还能顺利混下去吗？幸好我很善良）。

我和蜜糖准备出门逛街，嘎嘎便飞扑过来，想和我们一起出去，但外面人多车多，实在不敢带上它。忍心关上门后，它就在家里"嘎嘎嘎嘎"郁闷地叫起来，叫累就睡着了。听到我们回家开门的声音，嘎嘎马上睡醒，"嘎嘎嘎"兴奋地叫起来，飞奔到门口迎接我们。真是个贴心的小家伙，这就是真爱啊。

超 级 大 吃 货

嘎嘎很喜欢飞到镜子前"显摆"，特别臭美，超爱照镜子，一天要照个十次八次。它好像边照镜子边自恋地说："啊，世界上怎么会有如此帅气的鸟啊！"

嘎嘎每天都用嘴巴帮自己梳理羽毛，完了抖动一下，把灰尘抖干净，是个爱干净的小家伙。

嘎嘎很喜欢洗澡，看到盆子里有水便飞过去洗澡，一个月要洗两三次。冬天，我们怕它冷就不让它洗这么勤了。

嘎嘎还是个超级大吃货。爱嗑瓜子，爱吃小米、

嘎嘎是个大吃货，不仅爱嗑瓜子，还把我种的小草也快啄没了

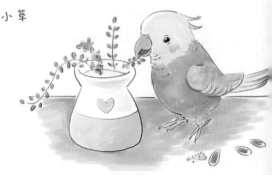

青菜，连小草、面条也吃。

　　我和蜜糖一到饭桌吃饭，嘎嘎就屁颠屁颠地飞跑过来。它飞得不高，从我们的鞋子开始往上爬啊爬，爬到了肩膀上，一跳跳进菜盘里埋头就吃起来，常常把我们吓一跳。

　　一开始我不准嘎嘎上饭桌，因为它到处拉屎，不太卫生，但看着嘎嘎渴望的眼神，就给它一次机会吧。看在嘎嘎这么有眼光，喜欢吃我做的菜的份上，就让它正式成为饭桌上的一员。

嘎 嘎 还 是 爱 我 们 的

　　有一次带嘎嘎去紫马岭公园玩，它高兴坏了，在蜜糖肩膀上一路高歌，根本停不下来。忽然，一台电动车经过，"唰"的一声，嘎嘎瞬间飞到了很远的草丛里！嘎嘎的飞行范围从来没有超过 2 米，这次起码飞出了 10 米啊！

　　我惊恐万分，马上让蜜糖去草丛里把嘎嘎带了回来。突然要失去嘎嘎的那几秒感觉好失落啊，我眼泪都要掉下来了，心想：嘎嘎是不是想回到大自然去呢。

　　回家上网一查，很多网友都说小鸟怕机器、怕车，并不是想伺机而逃。嘎嘎还是爱我们的。

　　孕晚期，我的肚子隆起得越来越高，需要经常躺着休息。嘎嘎总喜欢爬到我的肚子上动来动去（鸟都喜欢高的地方），一会儿咬我的衣服，一会儿啄我的被子。宝宝在肚子里睡得好好的，被它弄醒了，便猛踢我的肚子，向嘎嘎表示不满。嘎嘎也不甘示弱，宝宝踢哪里，嘎嘎就攻击哪里。他们就这样隔着我的肚皮开战。

　　"喂喂喂！等宝宝出生后，你们俩再打个够，不要殃及无辜，现在受伤的是我的肚子啊。"我有点无奈。

　　我们一直都想给嘎嘎找个伴。去了好几次沙岗墟，都没有找到嘎嘎喜欢的类型。有一次，蜜糖给嘎嘎介绍了个女朋友，嘎嘎竟把头扭到一边去，估计是害羞了，不敢正视它的女神。我就帮嘎嘎凑合凑合，没想到它们果然一拍即合，打得分都分不开了（鸟类的情感我不懂）。回到家后，嘎嘎又对着镜子发情了。帮高冷的帅鸟找女朋友是一件高难度的活儿啊。

嘎嘎成了小仙

在嘎嘎的陪伴下，我和蜜糖都感觉时间过得飞快，马上就到宝宝出生的时候。生下宝宝后，嘎嘎幸福的生活恐怕就要结束了。

即将分娩的前几天，嘎嘎被带回了江门老家，每天住在鸟笼里，偶尔被放出来晒晒太阳。不变的是嘎嘎还是喜欢照镜子和吃小米，但其他都变了，它再也不粘人了，也不会爬到我们的肩膀上，更不敢爬到我们头上了。

一天，爷爷睡醒午觉，看见嘎嘎跟着麻雀飞走了，再也没回来。真担心嘎嘎后代的长相，会长得像玄凤鸟还是像麻雀呢？

夜里，我梦见嘎嘎乘着一片金黄色的光，长披肩随风扬起，和麻雀小仙出现在我的面前。因为光太亮了，我看不清嘎嘎的模样。嘎嘎开口和我说话了："主人，很开心遇到你们，我已经完成了这一世的修行，这世的鸟生目标就是要让你们开心快乐。现在我已升级成嘎嘎小仙，是你们给我种下了修行的种子，才得此缘分，谢谢你们。"

　　嘎嘎和麻雀小仙乘着光飞走了，留下一串回音："主人，愿你们好好修行，不忘为何出发，记得回家的路。"

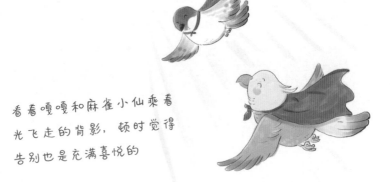

看着嘎嘎和麻雀小仙乘着光飞走的背影，顿时觉得告别也是充满喜悦的

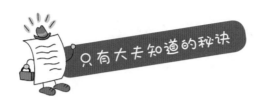

1. 孕期养鸟，确实是一种亲近大自然，和动物友好相处的好方法，还可以在与动物和平相处的过程中，保持平静的心绪。

2. 要注意勤清理小鸟的粪便，家中要保持清洁卫生，否则容易滋生细菌，酿生疾病。

3. 小鸟都是向往自由的，如果有一天它要飞走，你会伤心的话，就千万别养。如果买它回来，又很少陪它玩，也建议别买了。自出壳养大的宠物小鸟就像小孩，时时需要主人的关注。所以，养鸟需谨慎。

4. 尽量不要让小鸟去环境较复杂、肮脏的地方，避免其受到细菌、寄生虫的感染。

5. 孕期最好不要亲吻小鸟，抚摸小鸟后应该彻底洗手。小鸟居住的笼子也要勤加清理，或定期在阳光下暴晒消毒，以免滋生细菌或寄生虫。

完成人生第一幅水彩画

没什么事做的时候，感觉孕期特别漫长，每天都想过得快点，想早点"卸货"（生下宝宝）。可是想快也快不了啊，不如给自己找点乐子。

孕期该做什么有意义的事呢？我特地上网搜了一下孕期该怎样过，无非就是做简单的运动和家务，做做音乐胎教……还是太无聊、太无趣了。

孕期是多么好的身心休息机会啊，当然要抓紧时间充实一下自己了。身体休息？可我觉得身体已经休息够了，做孕妇本来就太闲了。皮肤休息？对！皮肤是时候休息了。于是，我美美地敷了张孕妇专用面膜，皮肤顿时变得水润润的，心情也变好了。

心灵休息？嗯，给心灵一定的调节休养才是最酷的。因为生完宝宝后根本没有时间去滋养自己的心灵了，更别说提高心灵修养。除了要照顾宝宝，还要努力工作，更要维护好各种关系：婆媳关系、夫妻关系、亲子关系、同事关系。

对！不如趁这个时间，好好滋养心灵，给心灵来碗美味的鸡汤。

也许是这个确切的念头引导着我，不知不觉，我走进了一家文具店，看看有没有精致的笔记本或笔。可爱的颜料、画笔、画纸和木架躺在商品出售架上，妩媚地向我招手了，难道要我学画画？好，决定将它们买下来。

　　回家后，我上网找了一幅图模仿着画。可是我对构图、调色一窍不通，更别说怎么使用新买的作画工具了，只能拿出自己最大的诚意来画。

别看我站得这么直，其实也是在网上学的作画姿势

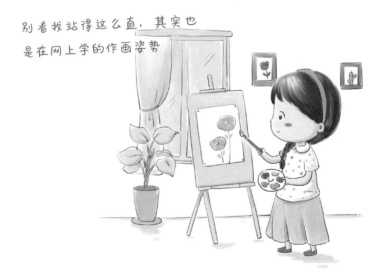

拿着画，我在蜜糖面前嘚瑟了好几回，赢得了蜜糖的"轰炸式"表白

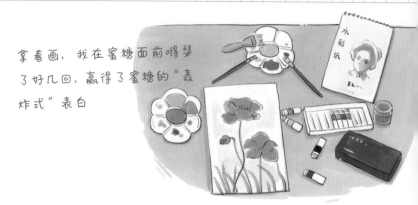

　　左抹抹、右点点，左绿叶、右红花……终于完成了。这是我人生中第一幅自己亲自完成的水彩画。稍矮的那朵花画坏了，但在我眼里依然这么美。

　　绘画是一种艺术，享受艺术的过程就是享受美，而美能安抚心灵，使心情得到平静，从而滋养身心。艺术的灵感大多来源于生活，但偶尔也需要天马行空的想象力，要有身临其境的忘我状态。绘画时心态要平和，专心致志，保持清晰的思路，集中注意力。

　　我自豪地把画拍给正在工作的蜜糖看。蜜糖惊讶道："宝贝，你好棒哦！好厉害，画得真有灵性。你很有艺术细胞，好爱你啊！"于是，蜜糖一天跟我表白了好几百次。

　　说实话，我也被自己惊呆了，没学习过绘画，没受过艺术培训，居然可以画出这么像模像样的画。

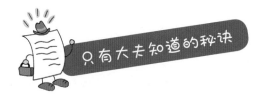

1. 怀孕和画画真的很配哦！可以滋养孕妈咪的心灵，安抚宝宝的心情。每个孕妈咪的兴趣爱好不同，可以尽可能地按照自己的兴趣来，除了画画，还有很多好玩的事，如做折纸、学刺绣、学烹饪、练字、唱歌等。只要不是剧烈运动，都可以尝试一下。

2. 孕期经常进行美术胎教的话，不仅可以让孕妈咪保持良好的情绪，更重要的是能很好地培养宝宝的艺术气质。进行美术胎教最简单的方法就是选择自己喜欢的画，和宝宝一起欣赏。但是要注意的是，孕妈咪在选择画作的时候没有必要以画作名气为标准，有些画作虽然很有名气，如果孕妈咪不喜欢，看起来也会觉得枯燥乏味，这样就不能唤起宝宝的兴致了。

Part 4

孕晚期，
挑战无损顺产

严格控制饮食
定时涂抹橄榄油
保证适量运动
只为实现完美顺产的目标

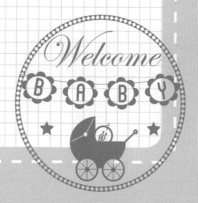

漫漫孕期，我的肚子居然没长妊娠纹

橄榄油来帮我

在孕妈咪群里，有宝妈晒出自己八九个月大的孕肚，肚子上布满自然弯曲的裂痕，有宝妈回复说她肚子也越来越大，不可避免地长出了妊娠纹。

原来这叫妊娠纹，太可怕了！我问了群里已经生产过的宝妈，她们当中有七成以上都长过妊娠纹。那就是说长妊娠纹也并非不可避免，还有两三成机会可以避免呢。顿时，我放下了心头大石。

于是，我积极向没长过妊娠纹的宝妈讨教。她们说得兴起，指导我们这些新妈妈用橄榄油来涂抹肚子，可以避免妊娠纹。我立刻买了食用橄榄油（最天然、安全、纯正），每天温柔涂抹肚子。对！是每天。

食用橄榄油的成分最天然安全，没有其他杂质，能放心使用

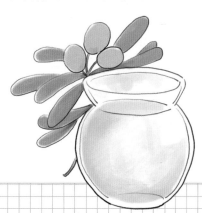

怀孕 3 个月后，我从来没有间断过涂抹橄榄油，这已经成为一种习惯。每晚要涂了才能睡得着，妥妥的，很踏实。没涂橄榄油，总感觉做什么事都没有心情。

控 制 体 重 也 是 关 键

上网咨询了很多有经验的宝妈，原来预防妊娠纹的关键之一是控制体重。可是孕 30 周后才是肚子开始疯长的时候，宝宝需要越来越多的营养，怎么控制得了呢？我想一定会有办法的，容我吃点好吃的食物再仔细想想……一晃就过了两周。

孕 32 周，糖耐量测试结果出来了，我加上宝宝，体重才 100 斤，居然会"躺枪"，还是超高血糖。孕妇学校的老师看着这个检查结果，郑重其事地告诉我必须要控制血糖，慎吃、少吃高糖食物。如控制不好，很容易令宝宝体重异常增加，增加难产风险。

我大吃一惊，原来体重控制不好的后果这么严重哦！除了会增加难产风险，还会加速妊娠纹的生长。想到这里，莫名的毛骨悚然！

为了分娩顺利、宝宝健康、肚子不用长难看的妊娠纹，看来真的得少吃高糖食物了。

但你以为我的自控力有这么好吗？只要把白米饭盛好放在面前，深深地吸一口米饭的清香，张口正要吃的时候，蜜糖就会一把将米饭抢走，安慰着我说："宝贝，白米饭升糖指数高，杂粮饭才是你该吃的。听话啊，乖。"

吃了好几个月的杂粮饭，现在我已经不想吃白米饭了，反而觉得杂粮饭越吃越香，很有嚼劲。

烹制杂粮饭，可以选用黑糯米、荞麦、燕麦、糙米、红豆、黄豆、小米、黑豆等，烹煮前将材料浸泡1~2小时，食用后更易消化

坚持是有成效的

在蜜糖的严格监督下，我谨慎避开了所有高糖食物，体重以缓慢的速度增长。我还每天自觉涂抹橄榄油，这个就不用蜜糖来督促我了。

哈哈！孕35周没长妊娠纹，孕36周没长，孕37周也没长……

孕38周，我的肚子还是没有任何瑕疵（连斑点

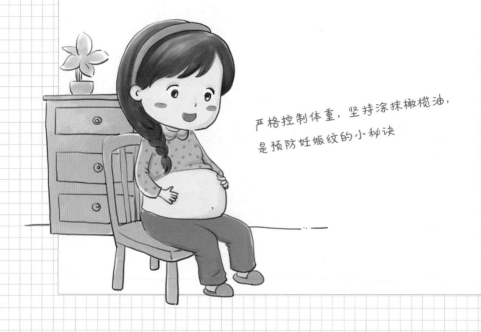

严格控制体重，坚持涂抹橄榄油，是预防妊娠纹的小秘诀

都没有，光滑得很）。孕 39 周，肚子还是没有长妊娠纹。可我万万没想到，妊娠纹居然长在大腿根上（我一直忽略了这个位置，没有涂抹橄榄油）。

天啊！长了妊娠纹才知道，原来妊娠纹完全没有想象中那么可怕，只是撑开了一点点皮，基本看不出来。但是如果我从来不在乎长不长妊娠纹，从不涂抹橄榄油，也没有控制体重，那长出的妊娠纹肯定是目前的 100 倍。

也许大家会惊讶，我真的想要感谢妊娠糖尿病，可以说是因祸得福，让我必须重视控制体重，也为后期无撕裂、无损伤完美顺产打下了扎实的基础。

另外，市面上的孕妇专用橄榄油很多，使用安全的产品是最重要的。专家说要注意选购不含酒精，不含激素、色素及铅、汞等重金属成分，并经严格医学皮肤安全测试认可的产品，天然的最安全。对于一些添加了化学防腐剂、人工色素和各种香料的孕妇产品，要留心识别，千万不可贪图小便宜而使自己的妊娠纹没有去掉反而带来更大的皮肤损害。孕妈咪要记住哟！

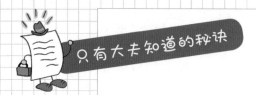

只有大夫知道的秘诀

　　据报道，90％的孕妈咪在怀孕过程中，胸部、腹部、大腿、腰臀部多会有妊娠纹出现。妊娠纹主要是妊娠期受激素影响，腹部膨隆使皮肤的弹力纤维与胶原纤维因外力牵拉而受到不同程度的损伤，皮肤变薄变细，腹壁皮肤出现一些宽窄不同、长短不一的粉红色或紫红色的波浪状花纹。分娩后，这些花纹会逐渐消失，留下白色或银白色的有光泽的疤痕线纹，在医学上又称为"线状皮肤萎缩症"。这种因"孕"而生的"纹"是可防不可治的。

　　其实，妊娠纹的生长也是因人而异的，根据孕妈咪体质的不同，妊娠纹开始生长的时间也会有所不同。一般来说，孕妈咪多在孕5－6月开始出现妊娠纹，通常出现在大腿和腹部的位置。因为孕妈咪皮肤弹性不同，有的孕妈咪会在孕晚期甚至产前1个月才出现妊娠纹，也有的甚至整个孕期都没有长妊娠纹，这些都属于正常现象。

预防妊娠纹，有以下几个秘诀，快点学起来吧！

1. 体重控制得当。肚子越大，长妊娠纹的概率越高，肚子的增大和妊娠纹的生长是成正比例的。当然，这个是可控因素，注意控制饮食即可，同时要保证宝宝营养充足。怀孕女性体重增加是必然的，应注意，要让体重慢慢地增加，而不能一下子发胖。整个孕期体重增加的总量最好控制在10-12千克。

2. 保证科学饮食，保持皮肤弹性好、张力大。这个要看孕妈咪的个人体质了，皮肤弹性越好，越不容易长妊娠纹。平时多吃富含胶原蛋白的食物，可在一定程度上增加皮肤的弹性。

3. 在易长妊娠纹的部位多涂抹橄榄油。比如胸部、腹部、大腿根部、腰臀部等。多涂抹橄榄油，可以滋润皮肤，加上适当的按摩，还能促进皮肤血液循环。

妊娠糖尿病是来帮助我顺产的

　　真心要感谢自己得了妊娠糖尿病，回过神来，才发现这是因祸得福。如果没有妊娠糖尿病，我也不会如此重视体重的控制，那么宝宝肯定会变成胖小子，我的肚子上也会长出很多妊娠纹。

　　得了妊娠糖尿病，我不服输，也不甘于这样死死地控制饮食，看到什么都想吃。于是我特地参加多场相关讲座，听听专家讲为什么要控制体重，如何控制体重，哪些食物能吃，哪些食物不宜多吃等。

配合医生做好妊娠糖尿病检查是很重要的，能尽早发现异常情况，及早控制和治疗

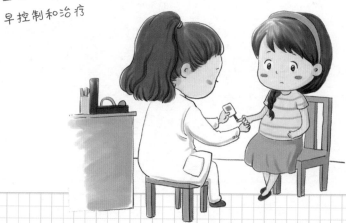

回家后，再把专家讲的精华内容运用于实践，好好调节自己的饮食计划。最后能做到无撕裂、无损伤、无侧切顺产，很多功劳都要归于妊娠糖尿病。

　　其实我是在孕 32 周才知道自己患有妊娠糖尿病的，妊娠糖耐量测试一般在孕 24 周至孕 28 周做。唉！我慢了好几拍。

　　我一向不爱吃肉食，爱吃素食，孕前就已经吃了好几个月的素食。怀孕后，长辈对我的饮食观念进行了教育，他们说为了保证宝宝的充足营养，还是得适当吃肉类和其他营养丰富的食物。

　　查出妊娠糖尿病之后，为了宝宝的健康，长辈只好让我"名正言顺"地吃纯素食了（要控制血糖嘛）。孕 33 周，B 超结果显示宝宝双顶径 88 毫米，按照之前双顶径的增长速度算，宝宝双顶径平均 1 周将增长 2 毫米。但医生说按这样的速度算，到分娩时，宝宝双顶径可能会超过标准值，那样对我的身体来说比较难顺产。我该咋办？

　　眼下我只有两个选择：一是继续控制血糖，让宝宝的双顶径增长放慢；二是做剖宫产手术，让宝宝提前出生，在宝宝双顶径达到95毫米之前分娩。瓜熟蒂落、顺其自然是我的追求，我只好严格控制血糖。

　　到了孕38周，宝宝双顶径达到95毫米，比预计的98毫米要少3毫米，看来控制饮食是有效果的。坚持吃纯素食后，宝宝的双顶径和我的体重都控制得很好。在分娩前，我的体重还没超过55千克（真是长胎不长肉）。

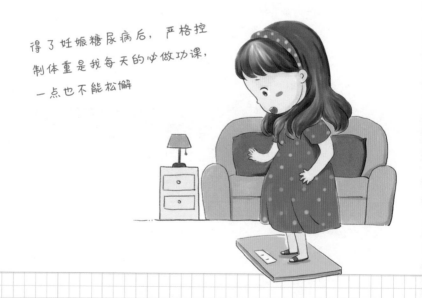

得了妊娠糖尿病后，严格控制体重是我每天的必做功课，一点也不能松懈

快到预产期了，宝宝双顶径也达到上限。宝宝什么时候会"发动"呢？

　　我轻轻抚摸着肚皮和宝宝商量着："宝宝，你出来以后再长个子吧。妈妈爱你！想早点见到你，肚子外面的世界很美丽。"

　　宝宝好像真的听懂了我的话，比预产期提前3天出生了！终于等到了。分娩前做了个B超检查，宝宝双顶径达到96毫米。而96毫米能不能顺产，这是一个具有争议的数值。

　　你们肯定很想知道，到底是通过怎样的饮食才能控制宝宝双顶径和体重增长的，下面就让我来揭秘吧。

控 制 血 糖 真 不 难

　　饮食治疗是妊娠糖尿病最主要、最基本的治疗方法，85%的孕妈咪只需要进行单纯的饮食治疗就能使血糖得到良好的控制。专家称，与一般的糖尿病患者不同的是，糖尿病孕妈咪的饮食控制标准相对较松，因为还需满足孕妈咪及宝宝对能量的需求。那么，糖尿病孕妈咪在饮食上要注意什么呢？

第一，多选粗粮，控制摄入升糖指数高的食物。如少吃炒饭、南瓜、油条、糯米、西瓜、荔枝等，多吃黑豆、小米、小麦、糙米、荞麦等混合而成的杂粮饭。

第二，要荤素搭配。建议少吃脂肪含量高的肥肉，如五花肉、鸡皮、牛腩等。

第三，注意饮食规律。一天至少进食三餐，而且要定时、定量，两餐之间要间隔4—5小时。易出现低血糖的孕妈咪还应在三次正餐之间添加2—3次加餐，即从3次正餐中匀出一部分食物留作加餐食用，这是预防低血糖的有效措施。

第四，水果也要谨慎吃。水果主要含果糖，其甜味明显，有的升糖指数很高，而有的升糖指数不高，且含有丰富的维生素、矿物质和膳食纤维。患有糖尿病的孕妈咪要谨慎选择，一般一天食用约200克水果即可。另外，在可摄入的分量范围内，应多摄取高纤维食物，如以糙米或五谷米饭代替白米饭，增加蔬菜的摄入量，吃新鲜水果而勿喝果汁（糖分更容易吸收）等，如此可延缓血糖的升高，辅助血糖的控制。

　　第五，选用清淡的烹饪方式。注意炒菜时要少放油；菜肴烹调应多采用清蒸、水煮、凉拌、涮、烧、炖等方式。烹调过程中宜用植物油，少用动物油。

糖尿病孕妈咪应该少吃脂肪含量高的肥肉，多吃富含维生素和膳食纤维的新鲜蔬菜

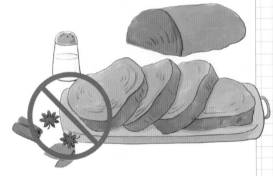

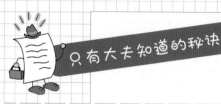

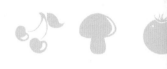

1.轻松避开各种高糖食物

水果类：菠萝、龙眼、荔枝、西瓜等

零食类：土豆泥、炸薯条、炒米饼、爆米花等

主食类：油条、燕麦片、烙饼、面条（纯小麦粉）、糯米饭、馒头（纯小麦粉）、鸡蛋面等

奶类和饮料类：炼乳、蜂蜜、奶油、碳酸饮料等

糖及糖醇类：白糖、葡萄糖、麦芽糖等

2.明智选择低糖食物

蔬菜类：菠菜、海苔、海带、豆芽、大白菜、小白菜、黄瓜、生菜、芹菜、西蓝花、卷心菜、韭菜、洋葱、番茄、藕等

豆类及豆制品：黄豆、豆腐、豆干、刀豆、绿豆、黑豆、扁豆等

水果类：柚子、草莓、木瓜、苹果、梨等

肉蛋类：鸡蛋、鹌鹑蛋、鱼肉、虾仁、瘦肉等

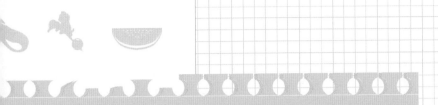

奶类及饮料类：酸奶、牛奶等

主食类：糙米、荞麦、黑米等

3.合理饮食，控制体重

糖尿病孕妈咪一般食欲都较好，进食量较正常的孕妈咪多，这时一定要控制饮食量。主要是限制米、面、薯类食物，每日摄入250克则可。一般每日每千克体重需要的热量为30－35千卡，如对体重控制不太懂，最好请医院的营养师根据你的个人情况制定合适的食谱。另外，要补充充足的蛋白质，特别是植物蛋白。多补充维生素和矿物质，如多吃蔬菜以补充维生素，经常吃富含铁和钙的食物，如牛奶、鱼、虾皮、动物肝脏等。

妊娠糖尿病不可怕，只要及早发现，控制高糖食物的摄入，宝宝双顶径就能控制在一个正常的范围，不至于形成巨大儿而不能顺产。糖耐量测试最好在孕24周至孕28周做。提前做测试，可以及早干预控制。万一患上妊娠糖尿病，也并不代表要抛弃美食，放弃那些高糖食物吧，还有很多美食等着你呢。

妊娠糖尿病小测试

看看你有没有下列症状吧，如果有，建议尽早去医院接受相关检查哟！

1. 经常有饥饿感吗？

妊娠糖尿病的早期症状和皮肤瘙痒一样，很容易被忽视。吃饭不久，很快就饿了，经常有饥饿感。

2. 经常口渴吗？

一整天下来，总感觉口渴难耐，喝了水不久又想喝。

3. 感到皮肤瘙痒?

冬天，皮肤干燥瘙痒；夏天蚊虫叮咬也会引起皮肤瘙痒。很多孕妈咪都会忽略这个症状，如果除却天气因素，还是瘙痒难耐，就要注意了。

4. 容易感到疲乏?

疲乏可能是糖尿病导致的，也可能是劳累引起的，需要结合妊娠糖尿病的其他早期症状一起鉴别。

5. 经常要上厕所?

饮水量的增多也会增加上厕所的次数，这是自然会伴随的症状。

6. 常常会无缘无故头晕?

糖尿病孕妈咪很容易发生低血糖。有的孕妈咪会头晕，甚至晕倒。这时候就一定要去医院检测血糖了，不要延误病情。

Part 5

为顺产做足一百分准备

如果想要宝宝

那最好在刚拍拖时就做好顺产的准备

准备的时间越充足越好

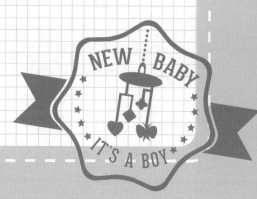

刚怀孕就要做好顺产的准备

任何激动人心的大事都离不开神机妙算的运筹帷幄。如果想要宝宝，那最好在刚拍拖时就做好顺产的准备，准备的时间越充足越好。如果刚刚怀孕，要准备也不会太迟，当下时刻也是最早的时候。准备得越早，且准备的时间越长，身体和心理的准备才越充分。顺产的希望还是满满的。

具体要做什么准备？先来了解一下孕妈咪顺产需要具备什么条件吧。

符合这七个条件，你离顺产就只剩预产期倒计时的距离了。

1. 你的年龄在20—32岁内

专家指出：20—32岁的女性最易顺产，特别是初产妇。宝宝想要顺产来到这个绚丽多彩的新世界，首先要冲破羊水膜，然后由头到脚顺次通过产道"破茧"而出，最终来到准妈妈的身边。准妈妈的产道是否有足够的弹性是宝宝能否顺产的关键因素。

20—32岁这个年龄段是女性生育的黄金时期，女性的产道就像一条橡皮筋，有十足的弹性。宝宝通过产道时，产道会收缩拉紧，娩出后则放松，慢慢恢复原状。

2. 定时做产前检查

孕妈咪有必要定时做充分的产前检查项目，就像考试要正确答完所有题目才能拿到满分，一个项目都不能大意。孕妈咪定期做产前检查，可以及早发现顺产的有利条件，避免异常情况，增强顺产信心。如发现不利于顺产的条件，医生会及早纠正和给予治疗，

定期做产前检查，一刻都不能放松，这是让宝宝得以顺利分娩的保障

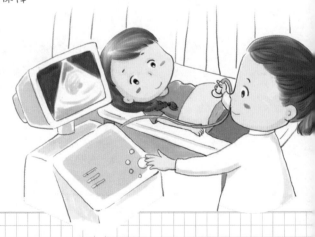

让孕妈咪能顺利分娩。因此，定期做产前检查对顺利分娩是十分必要的。

记得在孕早期，有一位朋友给了我善意的提醒，却让我感到十分不安。她说有一位结婚9年的朋友好不容易怀上了，检查时却无缘无故没了胎心（胎儿没有存活下来），让我小心一点。听完后，我真害怕自己在孕早期会有什么闪失。直到听到胎心、有了胎动，才安心下来。

最近偶然看了《池川明微笑生产笔记》（日本池川明教授所写），才知道，心理不安是造成难产的重要因素。幸好后来我调整过来了，没让不安占据心里太久，更没有主动去看"惊悚"的剖宫产视频。集中注意力关注什么，什么就会被放大。所以，对分娩还有所恐惧的孕妈咪，只关注正面的事物吧，抛弃内心那些负能量。定期做孕检，也是排除不安心理的一种好方法。

3. 宝宝的大小正常

宝宝的大小可以从两个方面来判断：宝宝体重和

双顶径。

宝宝体重在 3.5 千克以下容易顺产。宝宝越小越容易顺产，但是为了宝宝的正常发育，体重控制在2.5—3.5 千克之间是最健康的，也是最容易顺产的。

骨盆较大的孕妈咪，宝宝双顶径在 100 毫米以内都有可能顺产，但是有会阴撕裂的风险。顺产时先娩出宝宝的头，正常大小的宝宝可以通过正常骨盆顺利分娩，但是巨大儿（4 千克以上的胎儿）的双顶径比较大，容易增加胎头"搁浅"在骨盆入口处的风险，造成难产。所以，控制体重，让宝宝双顶径控制在合理范围内很有必要。

4. 产道条件、骨盆大小和宫颈软化正常

产道是指宝宝分娩时的"通道"，包括骨盆大小及形状、宫颈软化度。如果孕妈咪的骨盆大小形状正常，那么宝宝双顶径再大点都可以顺产。产前最好在医生指导下做个骨盆测量，能科学预估顺产的通道是否顺畅，以评估顺产的机会。

宫颈软化是分娩准备开始前的一个宫颈扩张过

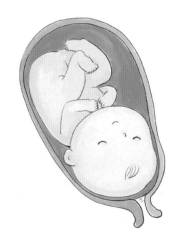

正常胎位多为枕前位，孕30周经产前检查，可发现不正胎位，其中以臀位常见。如果不纠正胎位，分娩时可造成难产

程。正常产妇的宫颈会在12小时左右完全软化，当宫口打开10厘米时，宝宝就开始娩出。但也有个体差异，少数产妇宫颈软化速度缓慢。宫口软化的速度影响着产程的快慢，最后也将影响能否继续顺产。

5. 宝宝在腹中的位置（胎位）正常

只要胎头朝下，就是胎位正，顺产的机会大大提升。如果胎位不正，必须及早发现并在孕30周前进行纠正，这就需要定期进行产检了。

6. 产力足够

产力，即指将宝宝及其附属物从子宫内逼出的力量，包括子宫收缩力（简称宫缩）、腹壁肌及膈肌收缩力（统称腹压）和肛提肌收缩力。产力中最主要的是子宫收缩力，它是临产后的主要产力，贯穿于分娩全过程。临产后的宫缩能使宫颈管短缩消失、宫口扩张、先露下降和胎盘娩出。正常的宫缩有一定的节律性，临近分娩时逐渐增强。在分娩过程中，这种子宫收缩的节律性变化，对宝宝适应分娩过程是十分重要的。

7. 心理完全放松

如果孕妈咪对分娩中所要面临的"挑战"没有心理准备，或者对分娩过程过度恐惧，不能很好地配合医生和助产士，将很难顺利娩出宝宝。那些极度缺乏安全感的产妇总是浑身较劲，不能放松身体，往往导致分娩进程延长。

你的心理也会影响自己是否能够无撕裂、无侧切顺产。心理越放松，就越能配合医生及助产士；越配合医生及助产士用力，无损顺产的机会就越大。要想漂亮地完成分娩任务，就要与医护人员好好合作。因为在分娩过程中，你看不到宝宝出生前后的具体情况，必须信任医护人员的指导，才知道什么时候开始用力、什么时候应该稍作调整。

　　在《池川明微笑生产笔记》一书中，不少分娩顺利的妈妈都表示，心情放松，内心充满爱意地去对待分娩是十分重要的。要经常和宝宝沟通、连接，多去感受、信任并尊重他的意愿。有了宝宝的配合，整个产程会非常顺利。到分娩时，感觉并非自己在用力生产，而是宝宝自己要出来，所以疼痛并不明显，反而很轻松。

懂得放松情绪和身体，对自己充满信心，
是能够顺产的重要心理因素

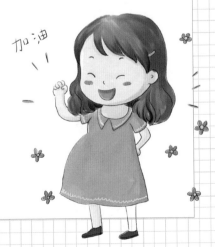

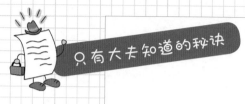

只有大夫知道的秘诀

　　有做好准备的孕妈咪，在分娩过程中往往比较配合，头脑清晰，能够及时响应指导，并作出正确的反应，心理素质、身体条件往往比没有准备好的孕妈咪强许多。这样，大大减少了分娩的时间及难度。助产士的工作开展得顺利，对产妇会阴做好保护工作，能最大限度地降低会阴撕裂伤的可能性。

　　准备生育的女性要特别注意补充蛋白质、矿物质和维生素等。可以根据自己的家庭情况和不同季节，科学地安排好一日三餐，以免发生孕前或孕期贫血。

　　另外，美国产前心理学会研究显示，孕妈咪吃的食物味道会通过羊水让宝宝品尝到。如果孕妈咪希望宝宝出生后不挑食、不偏食，那么从孕期开始就要爱上健康的饮食，做到膳食均衡、种类丰富，这就是味觉胎教。在食物方面，孕晚期除了要多补充锌，还要避免吃过多的钙片，以免造成胎头过硬，令胎头难以经过产道。

　　孕妈咪定期做产前检查的规定，是按照宝宝发育和母体生理变化的特点制定的，其目的是为了观察宝宝发育情况和孕妈咪的健康情况，以便早期发现问题，及早纠正和治疗，让孕妈咪能顺利度过妊娠期和分娩。由于宝宝的生长发育，孕妈咪身体各系统会出现一系列相应变化，若超出生理范围，或孕妈咪本身就患有某种疾病而不能适应妊娠的改变，则孕妈咪和宝宝都可能出现病理情况。通过产前检查，能够及早发现并防治并发症，及时纠正异常胎位。

　　产前检查时间应从确诊怀孕后开始，一般孕28周前每月检查一次，孕28～36周每两周检查一次，预产期前一个月每周检查一次。若发现异常情况，酌情增加检查次数。因此，孕妈咪一定要定期做好产前检查。

关注产检中与顺产有关的重要数据

1. 胎位

要顺产，胎位正是前提。就像通关考试那样，这是第一关。胎位，通俗地来说就是宝宝在子宫内的位置。宝宝出生前在子宫里的姿势非常重要，它关系到孕妈咪是顺产还是难产。子宫内的宝宝是浸泡在羊水中的，由于头部比胎体重，所以多为头下臀上的姿势。

通常，临床上称枕前位为正常胎位，宝宝背朝前胸向后，两手交叉于胸前，两腿盘曲，头俯屈，枕部最低。分娩时头部最先伸入骨盆，医学上称之为"头先露"，这种胎位的产妇分娩时一般比较顺利。

有些宝宝也是头部朝下，但胎头由俯屈变为仰伸或枕骨在后方，就属于胎位不正了。

如果到了孕 30 周，胎位还是不正，就要采取纠正胎位的措施。医生会按照孕妈咪的个人情况给出最适合其本身的胎位纠正方法。

符合了这个必要的前提，再来看入盆情况、胎儿的大小、产道是否软化等情况。

2. 入盆情况

早早入盆，大多能顺产。

宝宝提前一两周入盆，顺产多有把握。多做瑜伽、游泳等运动都有助于入盆。

我有一个好朋友，孕36周还没入盆就破羊水了，没有宫缩，便打了催产针，边宫缩边入盆，心里忐忑不安，不知道能不能顺产。宫口开得慢，入盆的过程也延长了分娩时间。幸运的是推进产房后经过漫长的两小时，宝宝还是有从产道出来的迹象。可是，产程太久，宝宝也许有缺氧的危险，产妇太累，只好做了会阴侧切，产下 2.5 千克重的宝宝。宝宝这么小，本可以不做会阴侧切，是入盆和宫口开全的过程耽误了太多时间。

分娩来临前入盆，胎头下降到骨盆，顺产是妥妥的事。既不影响分娩的进程，又增强了顺产的信心。但是入盆情况要根据个人的体质来定，有的孕妈咪早入盆，有的孕妈咪快生时才入盆。一胎孕妈咪通常在孕 32—37 周入盆（我在孕 32 周就半入盆了），二胎孕妈咪在临产前1周左右入盆。

另外，胎头小的宝宝容易入盆，胎头太大的宝宝很难入盆，所以，想要尽早入盆就要控制体重。

最后提醒一下，多做瑜伽等运动有助于宝宝入盆哟！

3. 宝宝双顶径

宝宝双顶径，是指宝宝头部左右两侧之间最宽部位的长度，又称为"头部大横径"，英文缩写为BPD。医生常常用它来观察宝宝发育的情况，判断是否有头盆不称。

足月时，宝宝双顶径应达到93毫米或以上。按一般规律，在孕5月以后，基本与怀孕月份相符，也就是说，孕28周（7个月）时胎儿双顶径约为70毫米，孕32周（8个月）时约为80毫米，以此类推。孕8月以后，平均每周增长约20毫米为正常。

宝宝双顶径大小与顺产有重大关系。双顶径值不超过孕妈咪的骨盆大小，一般都能顺产。下面来看一下宝宝双顶径的标准吧，超过了标准值就是胎头大了，超过太多会影响顺利分娩。宝宝胎头的大小，可以通过 B 超单上宝宝的数据对比双顶径标准，来判断宝宝双顶径是偏大或偏小，再配合医生做好是否要控制饮食的计划。

孕周与宝宝双顶径增长的关系

孕　周	双顶径平均值 （厘米）	孕　周	双顶径平均值 （厘米）
13 周胎儿	2.52±0.25	27 周胎儿	6.98±0.57
14 周胎儿	2.83±0.57	28 周胎儿	7.24±0.65
15 周胎儿	3.23±0.51	29 周胎儿	7.50±0.65
16 周胎儿	3.62±0.58	30 周胎儿	7.83±0.62
17 周胎儿	3.97±0.44	31 周胎儿	8.06±0.60
18 周胎儿	4.25±0.53	32 周胎儿	8.17±0.65
19 周胎儿	4.52±0.53	33 周胎儿	8.50±0.47
20 周胎儿	4.88±0.58	34 周胎儿	8.61±0.63
21 周胎儿	5.22±0.42	35 周胎儿	8.70±0.55
22 周胎儿	5.45±0.57	36 周胎儿	8.81±0.57
23 周胎儿	5.80±0.44	37 周胎儿	9.00±0.63
24 周胎儿	6.05±0.50	38 周胎儿	9.08±0.59
25 周胎儿	6.39±0.70	39 周胎儿	9.21±0.59
26 周胎儿	6.68±0.61	40 周胎儿	9.28±0.50

有专家指出，宝宝大小不是决定顺产与否的唯一因素，还有产道、产力等。所以，坚持做助产运动是很有必要的，它能优化孕妈咪的顺产条件，大大降低产道撕裂的风险。

产妇能否顺产，取决的因素还有很多，如产道、产力，但最主要的还是宝宝的大小、位置等

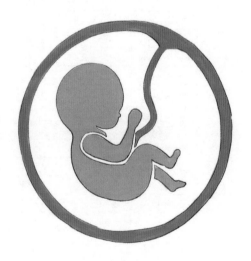

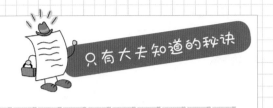

只有大夫知道的秘诀

  产检是每个准妈妈的孕期大事，通过产检报告可以知晓孕妈咪及宝宝的健康状况，监控宝宝的生长发育。若宝宝过大，则要及时控制体重；宝宝体重适中，有利于孕妈咪无损伤分娩。其中，胎位、是否入盆、双顶径大小、胎盘成熟度、羊水清浊、骨盆大小等都是产检中影响顺产的重要因素，需要特别关注。

  头盆不称，是破水的原因之一。早产的话，按照医院规定必须要侧切，因为早产的宝宝头骨柔软，难以承受长时间的挤压。让宝宝尽快娩出，可以避免其发生颅内出血。

  另外，多运动，胎头更容易入盆。对入盆有一定帮助的运动有孕期瑜伽、孕期体操、助产球、游泳等，可以锻炼骨盆底肌肉韧带，降低会阴侧切率。注意，孕期运动要循序渐进、量力而为。

提前熟悉产房环境，心里更踏实

记得孕 37 周时，中山市博爱医院孕妇学校的老师带着我和几个孕 37 周末的孕妈咪走了一遍入院流程，需要带齐哪些证件和资料、在哪里办入院手续、怎样通知值班护士和医生等，都讲得清清楚楚。

提前了解清楚这些流程，对于情况紧急的临产准妈妈来说，相当于开通了一条绿色通道，不仅节省时间，还减少了心中的惶恐。

初次生产的孕妈咪多少都会有点紧张和好奇。很多医院都提倡孕妈咪在产前参观产房，对于自己即将生产所处的环境做到一目了然，可以缓解紧张的情绪。如果能提前和给自己接生的助产士进行交流，建立信任感，对顺利分娩也有很好的作用。

在参观完产房那一刻，就像考试之前提前查看了考试座位。噢，原来产房这么洁净，地板一尘不染、产床洁白如新、灯光通透明亮。我能想象自己躺在产床上淡定优雅的画面，顿时有一种释然的感觉，仿佛什么也不用惧怕，专心等待宝宝降临就行了。

能提前参观产房，准备已经做得相当好了。没想到，医生在为该篇写点评时，为我打开了另一个视野。
她说产房是这样子的：室内弥漫着天然香薰的气味，
放着轻松缓慢的音乐，灯光柔和得令人可以放松到极
致。需要补充能量时有各种好吃的食物提供，还有善
解人意的导乐。分娩时，可以尽量按照孕妈咪的需求
播放分娩冥想词，令其保持觉知。

哇！这完全不像是在生孩子，根本就是一个美妙
的享受啊！难怪很多产妇都说分娩时疼痛不明显，分
娩时间也很快，大多宝宝出生时是笑着的。

提前参观产房和病房，对
于自己即将生产所处的环
境做到心中有数，可以大
大缓解紧张的情绪

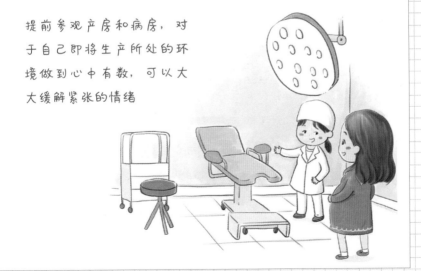

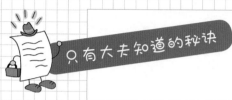

只有大夫知道的秘诀

　　提前参观产房、熟悉住院手续和程序，以及和助产士有良好的沟通等都能缓解紧张的情绪。如果产房布置得像家一样温馨亲切，产妇分娩时的状态将发挥得更好。

　　1.导乐：从孕期开始就请专业的导乐提供专业知识和贴心服务，可以让孕妈咪的心情保持愉快，利于双方建立深深的信任感。到分娩时，导乐对孕妈咪的分娩过程可以起到积极的作用。

　　2.音乐：一般医院可能没有准备音乐，那自己可以在分娩前下载好音乐带到产房。音乐以个人喜好为主。如果不太了解音乐类别，最好不要带重金属音乐和带水音的音乐。有些简单重复的、有节奏感的，像宫缩那样的音乐也适合大多数孕妈咪。

3.芳香疗法：通过薰衣草等有舒缓精神紧张作用的精油、香薰，能很好地放松孕妈咪的身体，令其心情愉悦。

4.想象：在准备分娩前可以进行积极的想象，如此可以大大加强身体放松的效果。在呼气时，想象疼痛通过你的嘴离开了身体，想象你的子宫颈变得柔软而有弹性，这样都有助于减轻疼痛和分娩紧张。

5.转移注意力：当出现紧张、烦闷情绪时，可做一些自己平时喜欢做的事情，如绘画、欣赏画册或写日记等，都可以很好地转移注意力，减轻紧张情绪和疼痛的感觉。

熟悉顺产全过程，心里更有底

顺产有三个产程，只要孕妈咪有充分的了解，其实自然分娩很简单，下面就为大家讲解一下这三个产程吧。

1. 第一产程：宫颈扩张期

指宫缩 30 秒左右，间歇 5—6 分钟开始，到子宫颈口开全。第一产程在整个生产过程中耗时最长。初产妇宫颈较紧，扩张较慢，约需 12 小时。经产妇需 6—8 小时。不同的人，分娩所需的时间是不同的。

（1）在宫缩间歇期休息、睡觉、吃喝、聊天或听音乐。这时，子宫收缩是间断的。不收缩的时间有 5—6 分钟，收缩的时间才 30 秒左右，所以你可以有大部分时间休息。这时要保存体力，吃点高热量、易消化的食物，并注意摄入充足水分，也可以听听喜欢的音乐，让心情愉悦起来。我在没有宫缩时睡着了，突然宫缩又痛醒了，没有宫缩时又睡着了，宫缩时又醒了……如此得到了很好的休息。

（2）宫缩时疼痛突如其来，要让自己尽量保持放松。采取随意、喜欢的姿势。切莫喊叫，喊叫既消耗体力，又会使肠管扩张胀气，不利于宫口扩张和宝宝下降。

2.第二产程：宝宝娩出期

指从宫口完全扩张至 10 厘米到娩出。初产妇需 1—2 小时；经产妇一般数分钟即可完成，但也有长达 1 小时者。第二产程的时间因人而异，此时仍需考虑到产妇的配合度及用力技巧。

（1）宫缩时用力，无宫缩时放松。按照宫缩节奏用力，有宫缩时用力，宫缩停止后一定要放松。如果一直用力，会感到异常疲劳或导致会阴撕裂。如果宫缩来临，你不能正确用力，就不能很好地配合宫缩，与胎儿完成分娩过程。

这时要保存体力，吃点高热量、易消化的食物，并注意摄入充足水分，听从医护人员的指导

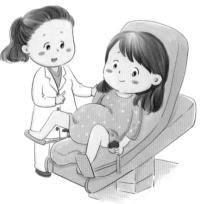

（2）使用正确的用力方法。当宫缩开始，阵痛到来时，要深深地吸一口气，然后紧闭双唇，憋住气，开始使劲儿。注意，一定要把劲儿使在下面，就像解干硬大便一样用力就行。

（3）该停就停。如果助产士让你不要再用力了，要"哈哈"地大喘气，保持放松，切忌用力，否则可能导致会阴裂伤。

3.第三产程：胎盘娩出期

宝宝娩出，在1—2次宫缩后胎盘开始剥离，有少量出血。此时应在医护人员的指导下适当屏气，协助胎盘娩出。通常在30分钟内胎盘会完整娩出，如宝宝娩出后45—60分钟胎盘仍未娩出，则需医护人员徒手剥离。

第三产程是从宝宝娩出后到胎盘娩出的这段时间，比较容易度过。听到了新生儿的第一声啼哭，见到盼望已久的宝宝，产妇的喜悦早已超越身体的疼痛。

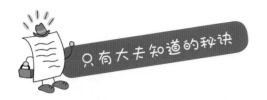

只有大夫知道的秘诀

宫缩是一种无意识的能量，不需要用有意识的行为去对抗它，让身体放松去迎接它的一阵阵涌动吧。宫缩就像涨潮一般涌来，如果去抗拒、挣扎，那只会更痛苦。若是自然而然地随着它波动，它的力量会在适当时越来越小。宫缩的能量来了，它会自己退去，静静地观察它的来来往往，内在的慈爱和力量会逐渐增强。

可以写一首自我感觉良好的分娩冥想词，带着自己喜欢的音乐，轻声朗读，录进手机，分娩时播放出来，有利于促进身体放松。

另外，当阵痛越来越频繁的时候，不妨想象一下宝宝出生时的美好场景，或者想象一家三口去逛街游玩的温馨景象，都有助于转移注意力，减轻宫缩的疼痛感。

分娩过程中需要注意的事项有以下几点：

1. 不要高声喊叫，叫是没有用的。持续地高声喊叫，会打乱缓解阵痛的呼吸节奏。

2. 宫口未开全之前不要用力。如果在宫口未开全之前用力，体力消耗会很快。特别是过分用力收紧臀部，很可能把正在下降的宝宝再挤回去。所以阵痛时不要过分用力，阵痛过去了，赶快让自己松口气，释放一下紧绷的身体。

3. 不要让身体向后仰。后仰只会加剧宫缩痛。稍蜷起身体可以减轻宫缩痛。

4. 身体要向前倾斜，这样可以顺应产道的弯曲角度，让宝宝更容易通过。

5. 用力得当。应向下半身用力，让自己有一种把宝宝挤出去的意识。用力时重要的是要感觉到腹部的压力，而不是脸、眼睛等部位用力。

6. 阵痛没来的时候不要用力。用力要配合阵痛的规律，否则是没有意义的。阵痛没来的时候用力，还容易造成会阴撕裂。

7. 变换体位，尝试找到感觉舒适的姿势。随着胎头的下降，产妇阵痛的部位也会有所改变。此时可以稍变换体位，尽量找到感觉舒适的姿势，能更好地放松身体。

8. 不要从一开始就过分关注阵痛。宫口开全的时间一般会持续很久，不要一开始就过分集中注意力，也不要详细记录什么时候会阵痛，这会让你感到紧张、疲劳。这些因素都会影响到交感神经，反而让你觉得阵痛时难以忍受。

模拟分娩用力方法，确保万无一失

分娩时正确用力，是完美顺产的关键环节。

很多医院举办的孕妇学校都会组织孕妈咪参加"分娩预演"这个课程。最主要的是让孕妈咪亲自躺在产床实地演习。医生和助产士会为孕妈咪仔细讲解自然分娩时常用的体位、用力技巧、呼吸方法、放松技巧等。

1. 分娩体位

分娩体位可以是各种各样的，有站、坐、半坐、蹲坐、跪、侧躺、斜躺和仰卧。鼓励采用上倾、腰部弓起的体位，可增大骨盆的倾斜角，有利于胎头入盆。

海南医学院张宏玉教授提倡，在待产和分娩过程中的自由体位活动，应按照自身本能的感觉，采用自己感到舒适的体位，这样有利于促进分娩正常进行，也是正常分娩的最基本要素。无论采取什么样的体位，都要让产妇保持良好的心理状态，放松身心，和着音乐或在内心吟唱一首歌，有节奏地运动。

2. 用力技巧

宫缩来临，助产士让用力时，就该用力了。力气不要使错地方，注意是往下用力，像解干硬大便那样用力就对了。

3. 放松技巧

讲到"技巧"两个字就已经是紧绷着洗耳恭听的状态了。放松就是什么都不用想，保持觉知即可。宫缩结束或者助产士让不要用力时，就该放松。能不能彻底放松，与会阴会不会撕裂有很大关系哦！

4. 呼吸技巧

掌握分娩呼吸技巧其实是为了更好地用力和放松。呼吸技巧特别简单。宫缩来临时该用力了就憋气，不要呼吸，因为憋气时会不自觉地往下使劲。宫缩结束时或助产士让放松时，直接张大嘴巴"哈哈哈"地呼气，用嘴哈气可以让腹部放松。

怀孕 36 周以上才能学习分娩预演，因为预演呼吸和用力的时候，如果用力过猛，可能诱发早产。虽然已经足月，但是宝宝越接近预产期生产才越健康。

分娩呼吸法也有多个种类，下面介绍几种较为常见的方法。

（1）胸式呼吸

第一产程：宫缩阵痛来临，宫口开至2—3厘米。

呼吸方式：利用缓慢的胸式呼吸来减轻宫缩的疼痛，眼睛注视某一个点，可以帮助消除紧张感，让身体完全放松。这种呼吸法可以进行到宫缩阵痛消失为止，然后再恢复正常呼吸。

（2）浅而慢的加速呼吸

第一产程：宫缩阵痛再次来临，宫口开至4—7厘米。

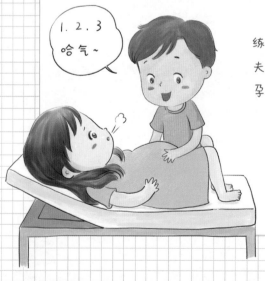

练习分娩呼吸法时，有丈夫陪伴左右，有利于增强孕妈咪顺产的信心

呼吸方式：由鼻子吸气、嘴巴呼气，切记吸入的量仍然要与呼出的量相等。当子宫收缩逐渐变得强烈的时候，要加快呼吸频率；收缩减缓，呼吸频率也就减缓；阵痛停止时，恢复正常呼吸。

（3）浅而急促的呼吸

第二产程：宫口开至8—10厘米。

呼吸方式：只需微微张嘴呼气，连续做4—6次短促而快速的呼吸，然后用力呼气。这种呼吸方法一定要注意保持吸进的量和呼出的量要相同，不然容易导致换气过度。

（4）哈气或吹蜡烛呼吸

第二产程：即冲刺阶段，宫口开至10厘米。

呼吸方式：这个时候会有强烈想解大便的感觉，但是为了防止会阴撕裂或者宫颈水肿，医护人员还不允许用力。这种呼吸法可以帮助缓解想要用力的感觉，保持放松。阵痛开始时，先深吸一口气，然后短促而有力地哈气，连续4次之后，再一次性呼出所有的气。

（5）闭气用力呼吸

第三产程：胎儿娩出。

呼吸方式：分娩过程中，即将看到宝宝的头时，产妇终于可以用力了，但很多产妇却不知道该怎么用力，这就是至关重要的闭气用力呼吸法。

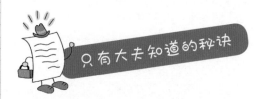

只有大夫知道的秘诀

在不轻易进行侧切的情况下，产妇分娩时的用力方法显得相当重要。能否配合助产士用力，决定着是否会有会阴撕裂伤。如果未能控制好身体配合用力，半数产妇都将面临会阴撕裂伤。孕妈咪要学会正确的分娩用力方法，就要同时提升觉知力，多和自己、宝宝的身体连接沟通，让自己时刻处于喜悦、放松、觉知及可自行控制的状态。

Part 6

顺产终极要诀

想要完美无损的顺产吗
我有终极要诀
孕妈咪快快学起来吧

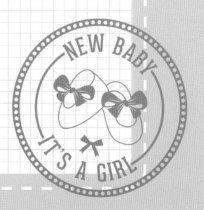

助产运动，必不可少

　　助产运动其实很简单，平时的爬楼梯（适量即可）、散步都属于助产运动（注意不要过量哦），但是做家务不属于助产运动哦，比如扫地、拖地、擦桌子等，用的是腰力，时间长了会造成疲劳，反而不利于顺产。对盆底韧带有拉伸作用，可以提高肌肉张力的运动才是助产运动。

　　下面给各位孕妈咪推荐几个简单的助产运动。

1. 助产球

　　又称瑜伽球、导乐球，是比较专业的助产工具，坐上去一蹦一跳的（不要太剧烈哟），有利于锻炼盆底肌肉的弹性。分娩来临时，宫颈软化的速度更快。

　　助产球可以缓解分娩时的疼痛。在子宫收缩间歇期，孕妈咪坐靠在富有弹性的助产球上，可以达到放松盆底肌肉，缓解会阴神经痛的作用。同时采取不同的姿势及呼吸技巧，可以转移注意力、松弛肌肉，减少恐惧、紧张的心理，从而达到精神性无痛分娩的作用。

2. 下蹲运动

　　下蹲运动看起来可能不太优雅，但这是一个历史

孕妈咪在练习时要配合缓慢的呼吸，进行伸展、
挤压等柔和动作，令这些部位的肌肉得到有效
的按摩和放松

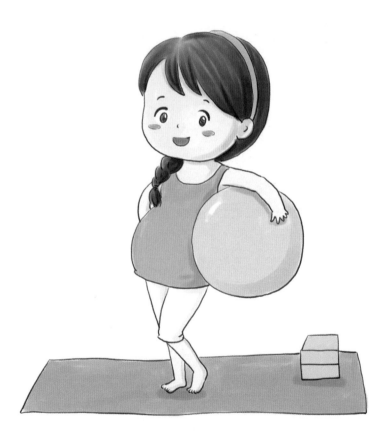

瑜伽可以使身体、心智和精神达到平衡协调。孕妈咪在怀孕期间多练瑜伽，可以使身体保持健康、情绪保持稳定

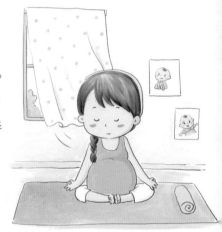

悠久的分娩准备运动。坚持做下蹲运动，可以增强大腿肌肉的力量，并帮助打开骨盆。

3.孕期瑜伽

　　一般来说，韧带柔韧性强一些的人，如经常练舞蹈、练瑜伽的，生孩子都要容易得多。我的柔韧性很好，从小就会一字马、拱桥，练起瑜伽也是件轻松的事。

　　孕期瑜伽可以增加腹肌、腰背和盆底肌肉的张力及弹性，使关节、韧带变得柔软，有助于分娩时肌肉放松，减少产道的阻力，使宝宝能较快地通过产道。

　　孕期瑜伽还可以缓解孕妈咪的疲劳和压力，增强其自然分娩的信心。

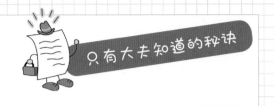

只有大夫知道的秘诀

合适的助产运动，对孕妈咪的顺利分娩有很好的作用。助产运动可以促进孕妈咪的血液循环，增强其心肺功能，辅助调节神经系统功能，从而改善孕期身体容易疲劳的状态。另外，适当做做有伸展动作的助产运动，还可以增强对分娩有重要作用的肌肉的力量，如盆底肌肉、腹肌和背部肌肉，帮助放松骨盆关节，为顺利分娩打好基础。

游泳、孕期体操也是非常适合孕妈咪的助产运动。水性较好且有家人朋友陪伴在身边的孕妈咪，可以尝试游泳，不仅可以让全身心得到放松，还能增加韧带的弹性、柔软度，让身体具备更好的顺产条件。

到了孕中期，身体状态相对比较稳定，可适当加大运动幅度，增加运动时间。但每运动1小时左右就应该休息一下，以免造成疲劳。注意运动要量力而为。

软化产道，生得更快

据说，孕36周开始喝茉莉花苞茶和覆盆子叶茶，有助于软化宫颈，缩短产程，大大减轻分娩痛苦。这到底有没有科学依据呢？我倒是喝了一个月的茉莉花苞茶和覆盆子叶茶，不知道我的完美顺产与这些小秘方有没有直接关系呢。

下面来看一下它们的实际功效吧。

1. 茉莉花苞茶

茉莉花苞茶除了有助于顺产外，还有美容养颜、滋润肌肤、清肝明目、安神助眠、清新口气等多种功效，是一茶多用的典范，广大爱美女士在闲暇之余也可以品尝一杯。建议孕35周后才开始喝哟！那时宝宝的情况相对稳定了。

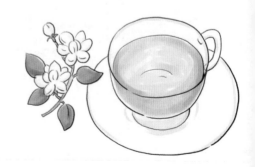

轻尝一口茉莉花苞茶，那清香的芬芳沁人心脾，可以给孕妈咪舒缓的享受

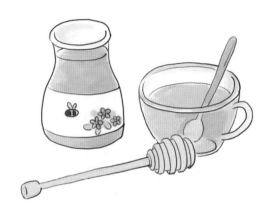

甜美的蜂蜜水经过咽喉进入食管，既润滑又舒畅，可以给孕妈咪带来清甜润滑的味蕾享受

2. 覆盆子叶茶

新西兰的妇产科医生推荐孕妈咪产前多喝覆盆子叶茶，这是产前的必备茶，可以软化宫颈、缩短产程，帮助自然分娩。建议孕 35 周后开始喝。

3. 蜂蜜水

进待产室前建议喝一杯浓浓的蜂蜜水，也有软化宫颈、缩短产程的功效。

研究表明，乳房按摩能促发孕妈妈自身催产素的合成和释放，从而加强宫缩，促进自然分娩。而且，乳房按摩是一种比较接近孕妈咪自然生理的方法，有一定的自身调控作用，简单、易行、安全有效，与其他催产方法相比，安全、无副作用，可以放心操作。

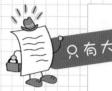
只有大夫知道的秘诀

运动是常见的软化产道方法。如果配合使用辅助方法，软化效果更佳。上述几种方法若用法用量恰当，均不会对母婴造成不良影响。

另外，黑椰枣也能起到软化宫颈的作用，蓖麻油能促进发动有效的宫缩，但过期妊娠者才能使用，且必须在医生的指导下使用。

听令人身心舒畅的音乐、看温馨的影片，均能促进催产素的分泌，对软化产道有利。

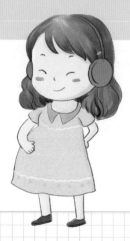

听令人身心舒畅的音乐，能促进催产素的分泌，对软化产道有积极的作用

坚定顺产信念，迎接关键时刻

　　妈妈对我说："身体发肤，受之父母，保护好自己就是对父母最好的报答。"我一直铭记于心，这也是我要求完美顺产的强大信念之源。

　　信念的威力无穷，能影响最终结果。那么信念是如何影响结果的呢？

　　这里有一个很有趣的故事。

　　1960 年，哈佛大学的罗森塔尔博士在加州一所学校做过一个著名的实验。新学年开始时，罗森塔尔博士让校长把三位教师叫进办公室，对他们说："根据你们过去的教学表现，你们是本校最优秀的老师。因此，我们特意挑选了 100 名全校最聪明的学生组成三个班让你们教。这些学生的智商比其他孩子都高，希望你们能让他们取得更好的成绩。"

　　三位老师都高兴地表示一定尽力。校长又叮嘱他们，对待这些孩子要像平常一样，不要让孩子或孩子的家长知道他们是被特意挑选出来的。老师都答应了。

　　一年之后，这三个班的学生成绩果然排在整个学区的前列。这时，校长告诉老师真相：这些学生并不是刻意挑选出来的最优秀的学生，只不过是随机抽调的最普通的学生。老师没想到会是这样，都认为自己的教学水平确实高。

这时校长又告诉了他们另一个真相，他们也不是被特意挑选出来的全校最优秀的教师，也不过是随机抽调的普通教师罢了。

这个结果正是博士所料到的：这三位老师都认为自己是最优秀的，并且学生都是高智商的，因此对教学工作充满了信心，工作自然非常卖力，效果非常好。

信念的力量的确强大，现实中的事例数不胜数。相信自己，是成功的前提，而坚信自己能顺产，也是实现完美顺产的关键。在分娩开始到结束的全过程中，念念不忘的还是最初的目标——无撕裂、无损伤、无侧切的完美顺产。

我做了充分的思想准备，心里是有把握的。需要放松时得放松，但要时刻警惕着，就算在阵痛中也要保持清醒。

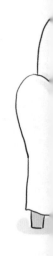

相信自己是成功的前提，而坚信自己
能顺产，也是实现完美顺产的关键

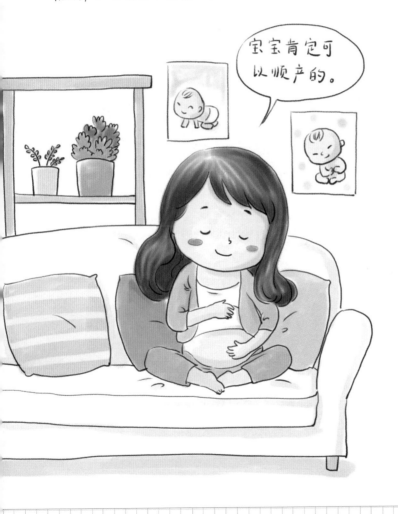

只要做了充分的准备，坚定了顺产信念，想要完美顺产，你同样可以做到。

我坚定着顺产的信念，时刻把它谨记在心，无论听到任何有关剖宫产的信息，都自动屏蔽。相信宝宝也能感受到妈咪笃定的决心而努力往下爬。

宝宝啊！别再长你的小脑袋了，要长就往身上长点肉肉吧，然后顺利从妈咪的产道娩出吧。

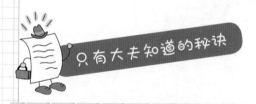

只有大夫知道的秘诀

意念和信心是分娩进展顺利的精神层面。意念可以强大到超越宇宙，也可以小到成为负数。运用好意念、心灵的力量，把握好分娩过程中的节奏，你同样能做到完美顺产！

意念减痛法，不痛不痛啦

　　我在刚开始怀孕时就了解过一种叫拉玛泽呼吸减痛法的分娩减痛法，其精华之处在于转移注意力。最好从孕 7 月就开始练习，有五个步骤之多。而我一直搁到预产期前 1 周才开始学，算是"迟到"了。

　　有一个比我大 1 岁的朋友，她的预产期比我早两个月。我告诉她用拉玛泽呼吸减痛法可以减轻分娩疼痛。那时她还有 1 周就到预产期，可生完后却说一痛起来什么都忘了。还有一个相熟的饭店老板娘，她平时很用功地练习拉玛泽呼吸减痛法，但到了阵痛的时候，无论怎样用功呼吸，该宫缩还是宫缩，该痛还是痛。

　　到我自己进入产房，开始阵痛时便想起拉玛泽呼吸减痛法，把注意力转移到左手，想象宫缩的是左手。不知是否因为心理暗示，好像疼痛真的稍有缓解。但当宫缩越来越强烈时，不管做什么都没有用。宫缩间歇期，我缓过一口气，开始想象期待了 10 个月的宝宝马上要出来和我见面时，"奇迹"来了！幸福的感觉迅速蔓延开。没过多久，宫缩又来了，这次的宫缩没有上一次痛。也许幸福感和疼痛感融为一体了，这时的我痛并幸福着。这将是我一辈子都无法忘记的感觉，很特别。

于是，我把这种分娩减痛法叫做意念减痛法。

当幸福与疼痛并存时，这种感觉很深刻，是一种真实强烈的存在感，这时要把自己漂浮的意识拉回当下。同时，一定要接纳、感恩这股伟大的力量，深深地去感受这份母爱。

想象宝宝马上就要出来，痛也是幸福的，可以好好体验当妈妈的感觉

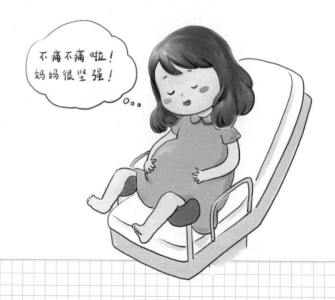

在阵痛的时候，把喜欢的物件拿出来看看，重温快乐的记忆，能带来轻松的心情哦！可以是宝宝的 B 超照，想象宝宝马上就要出来，很期待，也很开心，能好好体验当妈妈的感觉。可以是和老公的恩爱纪念品，想象老公这些日子以来的付出，为了爱情的结晶，承受这种幸福的痛，你也会很乐意、很珍惜。

　　虽说意念减痛法也是一种分娩减痛法，但疼痛感还是会有的，只是相对来说减轻很多。减痛效果如何，意念千差万别，效果也层出不穷。

　　分娩时，我最后还是没忍住疼痛打了"无痛针"，也许我还是过于关注疼痛本身了，身体和意念觉知力有待提升。但意念减痛法这个概念还是值得提倡的，在此献给广大勇于探索自然分娩的孕妈咪。欢迎各位勇敢实践后完善并分享这个概念。

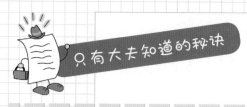
只有大夫知道的秘诀

俗话说："快乐不知时日过。"人在开心的时候，感觉时间变得快了，事情都变得顺溜了。心一转念，境随心变，意念减痛法的原理也许就在此吧。

分娩过程的好坏，除了从身体的完好程度、身体的舒适度去衡量，还需满足心理上的感受。分娩的过程是否被善待了，若境遇难以控制，那就回到内心审视自己，是否对分娩这股神奇力量保持敬畏及感恩的心态。

海南医学院张宏玉教授提示，在正常分娩过程中，非药物镇痛方法是最重要的方法，应当首先被选择应用。另外，还有许多非药物镇痛方法可供选择，如洗澡沐浴、陪伴人员提供的按摩和接触关爱。其他转移注意力的方法，如拉玛泽呼吸减痛法、发音训练和放松（打开声门、放松、唱歌），都能够有效地让产妇转移注意力，减轻疼痛。

第二产程不让家人陪产，自己更勇敢

在分娩前，我在网上看了一些文章，说是自己进产房不用家人陪伴会更勇敢。因为有妈妈、老公在旁边，自己会秒变小公主，撒起娇来："怎么办？人家好痛痛。"或者是："啊！我好痛好痛啊，你们怎么能体会到这种痛，啊啊啊！"叫喊完就把老公手臂上的一块肉咬了下来，然后全家人一起跟着痛。

其实只要心里足够强大，把家人的关怀铭记在心即可。家人的陪产会动摇了该有的勇敢，放大了痛苦，家人看到自己痛，他们的心一定更痛。当很多人同时冥想痛苦的时候，结果多数是痛苦的。这是吸引力法则原理。最明显的是产程延长，痛得更久了。

有一个网友说，她本来想让老公看看自己生孩子有多痛，让他知道做母亲有多伟大，以后更心疼自己、珍惜自己。确实，她老公对母爱的伟大很敬佩，但是她的老公亲眼目睹了宝宝血淋淋地从产道里出来，留下了心理阴影，对夫妻性生活有了恐惧感。

推进产房那刻，助产士问我要不要家属陪产，我想都没想就说不要，还千叮万嘱不要让他们进来。宝宝在我的肚子里，而他们进来陪产，也根本不能代替我分娩啊。所以，没必要让他们在旁边紧张、心疼地围观。现在回想起来，那时候的自己还是挺清醒的。

另外，分娩的姿势也许不怎么优雅，不好意思被亲爱的蜜糖看见，这样会破坏我在他心中的形象（女神的形象）。孕育生命是女性的天职，我完全有这种潜力去完成自己应有的使命。蜜糖只要乖乖候在产房外等我和宝宝出来就好了。

分娩的感觉，一千个人有一千种说法。要不要陪产，也要视自己家庭的实际情况而定。如果大家都能接受，那也可以。

女人，不要因为在最痛苦的时候，身边少了谁就没有勇气。不要觉得在最痛苦的时候，最爱的人不陪在自己身边是多么可怜。那是矫情！自己给的爱永远是最强大、最忠诚的。我们可以享受被爱，也需要有爱自己的能力。

我不要蜜糖看到自己痛苦的样子，我只要他看到我们的爱情结晶——可爱的宝宝，就好了

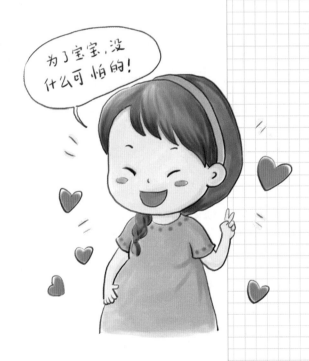

只有大夫知道的秘诀

　　在国外，普遍女性生宝宝时丈夫会陪伴在身边，以拥抱、亲吻等方式表达支持和鼓励，非常温馨有爱。中国的地域文化比较内敛，与国外的文化是有差异的。第一产程同样有家人陪伴比较好。

　　产妇在待产及分娩期间，由对分娩有经验、有人际交流技巧的妇女陪伴，这是当今心理疗法的重要模式，已在全球广泛应用。产妇在分娩期间有丈夫或家属陪伴和安慰，可使其在一定程度上消除恐惧心理并满足情感上的需求。研究表明，家属陪伴分娩可使产程缩短，减轻疼痛，减少麻醉药物和缩宫素的使用。

　　如家属需要陪产，进入产房后要注意：在分娩期间协助产妇保持正确的分娩姿势，给予其肢体接触，如拥抱、按摩，多说鼓励及赞美的话。另外，在生产过程中，产妇可能会有过激或反常的表现，家属不可流露任何责备的表情，应尽量表示理解。

进入产房，每一秒都是关键

漫长的第一产程要用 10 小时左右，在这段时间里只要做好一件事就够了——保存体力。

关键时刻是在进入产房后宫口全开的第二产程，只有短短半小时至 1 小时。产妇一般在宫口开至 3—8 厘米就被推进产房待产。这时，还需要冷静等待片刻，等宫口开全。

分娩的过程中会无意识地用力，那是一个自然的生理反应，每一个产妇都会这种"本领"。使劲几乎不用学，忍着不用力才是要学习的本领。生孩子要以柔克刚，给产道足够的时间适应扩张的状态，才能确保无损伤分娩。

身体放松了，才能配合助产士用力。什么时候要放松呢？就是助产士叫不要用力的时候。怎样才能放松呢？有一个简单的方法——张嘴哈气，让气流从嘴巴里出来。

进入产房，每一秒都是关键。那么，进入产房后，到底是怎样一个分娩流程呢？正常从临产到宫口开大 3 厘米平均需要 8 小时；从宫口开大 3 厘米到宫口开全平均需要 4 小时；宫口开全到宝宝娩出需要 2 小时。所以，正常的分娩大概需要 14 小时。胎头在这个过程中会不断地下降，平均每小时下降 0.83 厘米，如果超出以上界限，则为不正常。这时助产士会报告医生，医生进行全面检查，找到原因并予以处理或观察，必要时改为剖宫产。只要在正常范围内，产妇都不要太着急，调整好自己的情绪和呼吸就可以了。

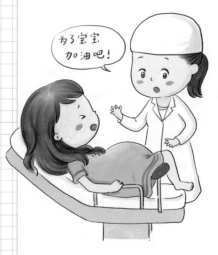

配合助产士用力才是无损分娩的关键，盲目用劲只会徒增疲劳

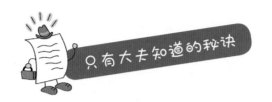

　　每个产妇用力的方式都不相同。总体来说，核心在于要把所有的力量都集中到腹壁肌肉上。上半身一般需要斜靠，同时膝盖收起并外展，这时，助产士会扶住你的脚。用力的时候通常下巴会贴住胸部，同时身体蜷曲起来像一个"C"字。当宫缩开始后，深吸气并屏住呼吸，像排便一样向下用力，每次宫缩数10下。每一次宫缩时都要重复上述动作3-4次。

　　宝宝大小、胎位、骨盆形状以及产妇耐力的不同，都会导致宝宝娩出时间有所差异。所以，有的产妇只需10分钟就娩出宝宝，而有的需要好几个小时。

　　在这个关键时刻，头脑应保持觉知，保持自制力，该放松时放松，该用力时用力，充分信任并配合好助产士的指导。

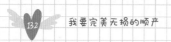

惊天动地的分娩"奇迹"

激动万分的时刻即将到来

电视剧里播出的生孩子场景往往是这样的:"1、2、3,用力,使劲,快了,继续使出全身的力气!"而我进了产房是这样的:"停,不要用力,不听话你下面就要裂啦!"啊,原来生孩子是要自控的,该停就停,该使劲才使劲。用蛮力可以让宝宝快快生出来,也可能加快会阴撕裂的速度。

进入39周,宫颈开始有黏液栓流出,是透明的、长长的白色条状物。我上网查了一下,都说提示这两三天内就要生了。我激动万分,惊喜交集,终于等到了!好期待啊,也有小小的紧张。"台上一分钟,台下十年功",想到几个月以来的辛苦付出,就为了进入产房的那1小时,我忍不住喊叫了一声。

那个完美分娩的画面无数次在我脑海中出现。我准备了这么久,必须要清楚自己的目标——完美顺产。这是被所有孕妈咪们奉为至高无上的追求。

终 于 破 水 了

　　离预产期倒计时第三天晚上，蜜糖带我去逛超市，不知不觉走了 3 小时。我对蜜糖说："好想快点生宝宝啊，好想和亲爱的宝宝见面，让我好好抱抱他，为什么他还没动静呢？"

　　走路时，我有意识地走快了几步，希望能见红，可惜还是没有一点反应呢。

　　晚上 9 点多，该回去了。走到 5 楼，下体突然有一股股水不可控制地流下来，我又惊又喜："蜜糖，

临近预产期，蜜糖每天会带我到楼下小区散步。医生说散步是有助顺产的好运动呢

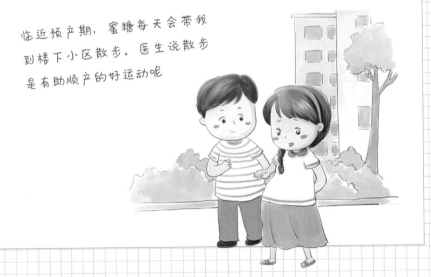

我破水啦，我终于破水啦！好开心，好紧张，很快就可以和宝宝见面了！"

我小心翼翼地回到 7 楼，马上躺在沙发上，用枕头垫着屁股以防羊水继续流出来。蜜糖赶紧收拾待产包，把所有可能需要用上的东西统统拿出来了（其实拿的东西好多都用不上）。

蜜糖扶着我下楼叫的士，边走，羊水边"哗哗"地流。到了博爱医院住院部，我告知医护人员破水了。护士让我躺在床上，从破水到生完宝宝第二天，这一躺就是 36 小时。

我悄悄告诉护士，我想要无侧切无撕裂的顺产，护士大声说这几乎不可能，100 个孕妇里可能只有 1 个这么幸运。为什么现实与梦想差那么远？如果我就是那个幸运儿呢，我一定要告诉其他孕妈咪，怎样才能实现完美无损的顺产。

被告知准备剖宫产

凌晨做了 B 超检查，宝宝双顶径达 96 毫米，羊水没减少，反而增多了，一切正常。医生安排我入住普通病床。一个房间有三个床位，一个床位应该没有一米宽，我和蜜糖两个人挤在一张床上。

第二天早上七八点，有护士出入房间，来咨询隔壁床双胞胎孕妈咪的情况，记录胎心和听胎音，之后商量着什么日期做剖宫产。隔壁床的糖尿病妈咪四五天前已经通过剖宫产生下了宝宝，她每天都要打胰岛素。她的宝宝有些黄疸，留院观察两三天，没什么特殊情况就可以出院了。

最后护士到我这边来给我听胎音，问我有没有阵痛。我说一点也不痛，一觉睡到天亮，感觉超级好，原来生宝宝不一定会痛哦！

护士没有理会我的嬉皮笑脸，却蹙着眉头，忍着没有白我一眼（我觉得，她可能在想：白痴，看你待会痛的时候还笑不笑得出来）。

护士让我准备一下，说给我检查宫口，让我把裤子脱了，然后感觉有异物进入，有刺痛的感觉。护士说："放松，检查宫口都叫痛，等一下怎么生孩子啊！"

"开一指了，明天下午之前还没生出来就要剖宫产，现在准备去打催产针，带上水和食物，还有其他必需用品。"

护士的语气坚定，没有商量的余地，可我理想中的分娩是顺产啊。

我突然急起来，想快快生。

痛 得 大 哭 特 哭

大概9点多，蜜糖给我准备了产妇卫生巾、纸巾、巧克力、清水、茉莉花苞茶、覆盆子叶茶，还有镜子和手机，以便随时保持联络。镜子是用来提醒自己什么时候都要美美哒，生孩子也要保持最优雅的分娩姿势，哈哈！

9点多打了催产针，11点开始有明显规律的宫缩。11点20分，宫缩疼痛难忍（开两指了）。宫缩阵痛来袭，我想起了拉玛泽呼吸法，放松、放松、放松，可还是痛、痛、痛！宫缩结束了，慢慢地，我睡着了。不宫缩的时候都很正常，可以好好休息。

　　睡得正香的时候，又被剧烈的宫缩痛醒，越来越痛。那种痛，比痛经还要痛几百几千几万倍。从腹部蔓延到腰部，感觉全身都痛，头顶都冒烟了。我拿出镜子　照，啊！那是什么？那是什么？怎么会有眼泪。

　　越来越痛，越来越痛，我再也不淡定了，"啊！医生，我好痛！""啊，医生，我快要生了！"接着号啕大哭……就我一个人在偌大的待产区里大喊大叫，其他人各做各的事情，很淡定，没有人理我。

　　12点左右，医生检查我的宫口后，说要推进产房。进了产房，我在阵痛中等待打"无痛针"。漫长的等待，真的好难熬，医护人员到底什么时候才弄好啊！我急死了。

　　苦苦等了1小时，签了一份无痛分娩的风险协议。

医生告诉我："按你现在的情况，宫口开了很多，可以给你打'无痛针'了。"

救命般的"无痛针"在13点终于扎在我的背上。

越来越痛，越来越痛，我再也不淡定了，号啕大哭起来。现在想想，还挺糗的

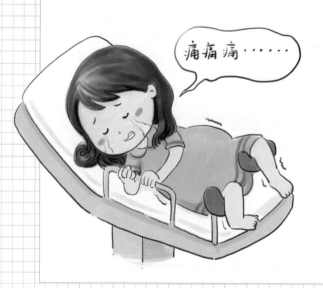

痛痛痛……

分娩"奇迹"——无损顺产

在等待的过程中白白多痛了1小时，"无痛针"刚打完，我的宫口已开全。助产士说可以用力了。在第二产程，我全身轻松了，一点也不痛，只是麻麻的。我和助产士说好想"拉大"，能不能去上个厕所再回来生。助产士让我就在产房方便，用力把便便拉出来。我真的以为自己拉的是一坨大便，一坨又干又硬的千年大便。

刚想起孕妇学校教的要配合助产士用力。可是第一次用力之后，就停不下来，本能地一直用力。

"停，不要用力，不听话你的会阴就要裂啦！"听到这句话，我一下子清醒了，关键时刻顿时停住不使劲了。这挽救了我的会阴不至于裂开。同时，我明白了，我正在生宝宝。

"你下面就那么小，宝宝那么大。要给会阴一个慢慢适应的过程，你突然使劲撑开，会阴很容易撕裂。"助产士说的这番话很让我感动，仿佛在帮我接生的是

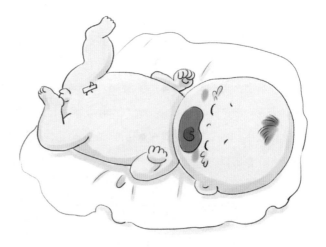

突然"哇"的一声打破了产房紧张的气氛，一
把洪亮、陌生而又熟悉的啼哭声给产房带来了
喜悦，我的宝宝降生了

我的妈妈。那一刻，我完全配合她，信任她。她让我用力就用力，让我停就停。

一会儿，助产士高兴地说告诉我："加油，看到宝宝的头发了，差一点点，快了，快了！"

突然"哇"的一声打破了产房紧张的气氛，一把洪亮、陌生而又熟悉的啼哭声给产房带来了喜悦。

"生了，生了个男孩！"

助产士惊呆了，她们见到了一个无撕裂伤的顺产产妇。她们纷纷问我第几胎，我说第一胎，于是她们再次惊呆了，哈哈！

我突然成了那个 1% 的幸运儿，很高兴，却不意外。因为只有我和蜜糖知道这完美顺产背后付出过的努力，那是我们几个月以来梦寐以求的结果。

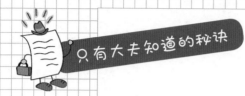

只有大夫知道的秘诀

分娩将要来临，如果产妇与丈夫、家人、医生、助产士等的连接与沟通是和谐的，可化解大部分的紧张和小部分的疼痛。和自己的身心、宝宝连接得好，有助于保持分娩时对身体的觉知力，而有觉知的产妇，分娩的过程大多数是顺利的。仍然能保持头脑清醒、心态淡定的话，靠的是强大信念和觉知力支撑着。

分娩的全程为自己和宝宝负起责任，宝宝也会给妈咪打气，只是他在肚子里发不出声音，用心便能感受得到。另外，根据医院的规定，破水超过12小时就要打催产素，以防宝宝受到感染，这一点每个产妇都要理解。

Part 7

产后身心恢复，

我有妙招

一般来说

产后需留院观察至少 24 小时才可以出院

这 24 小时

可谓新妈妈产后恢复的关键时刻

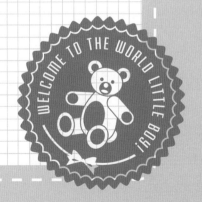

产后 24 小时内必做的事

一般来说，产后需留院观察至少 24 小时才可以出院。这 24 小时，可谓新妈妈产后恢复的关键时刻。顺产通常不会引起任何综合征，以下几件事便是新妈妈的头等大事了。

1. 产后半小时内喂母乳

产后半小时内哺乳有利于新妈妈分泌乳汁，促进子宫良好收缩，减少产后出血。另外，通过哺乳，可以帮助消耗体内多余的水分和脂肪，帮助身材更快恢复。

宝宝出生后，除了啼哭，小嘴也会不停地蠕动，这是一种身体本能直观的表现，是对吸吮母乳的渴望。另外，宝宝吸吮能力最强的时候是出生后 20—30 分钟，这时给宝宝哺乳有利于锻炼他的吸吮能力。此外，人初乳高度集中了多种人体有益营养成分，不仅能为宝宝及时补充优质营养，还能增强宝宝的抗病能力。因此，产后半小时给宝宝喂母乳可谓不可缺少的黄金时期。

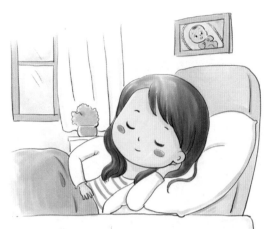

产后保持充分的休息，有助于子宫复旧，并利于体力和精力的恢复

2. 产后 2 小时观察出血量

一般的医院都要求观察产后 2 小时的出血量。产后住院期间，护士会不定时地前来查看新妈妈的出血情况，并帮助其按压子宫。

3. 充分休息

生产是个智力活和体力活。产后要精心护理及喂养宝宝，最需要的就是休息。特别是分娩当天，新妈妈更要充分休息，以恢复体力。刚刚生完宝宝，感觉一切都是新鲜奇妙的，尤其是经过千辛万苦带到这个世界上的宝贝，仿佛怎么看都看不够，但是恢复体力是最重要的，来日方长啊！宝宝什么时间看都可以，但要知道，休息好了才有精力照顾好宝宝。接下来的月子期，休息也很重要。

4. 及早排尿

宝宝出生后，新妈妈的子宫、膀胱等器官都在迅速恢复中。排便和排尿便成了护士们关心的大事。分娩后6小时内不能起床，要在床上用便盆小便。6小时以后方可起身排便。

5. 按压子宫帮助收缩

产后子宫复位和收缩得好，出血量会大大减少。因为随着子宫的快速收缩，创口也在迅速愈合，出血量将大大减少。子宫收缩乏力可能会造成产后大出血，延缓新妈妈的恢复。

一般只要经常按压子宫，就可以达到帮助子宫收缩的效果。如果子宫收缩不良，产后则需要打催产素了。为了减少产后出血和促进恶露的排出，令身体快速恢复，我自己也会经常按压子宫，再痛也要忍住。

6. 补充水分

产后喝点清淡的汤水是很有好处的，不仅容易消化，又能迅速补充水分和体力。另外，产后一定要喝温热的汤水，不宜喝凉的、性寒的汤水哟！对于新生宝宝来说，母乳是最好、最有爱的能量来源，新妈妈要保证每天摄入足够的汤水，以助乳汁的生成和分泌。

7. 及时转换角色

生完宝宝成为母亲，社会角色发生了转变，一定要尽快适应自己新的角色——新妈妈。首先不能任性，所有的事情一定从宝宝出发。母乳喂养时宝宝可能因为含接乳头的姿势不对而造成乳头皲裂，这不是宝宝的错，新妈妈要及时调节自己的情绪和哺乳姿势，坚持母乳喂养。

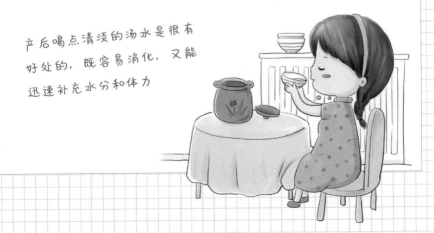

产后喝点清淡的汤水是很有好处的，既容易消化，又能迅速补充水分和体力

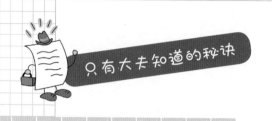

只有大夫知道的秘诀

　　产后 24 小时是身体恢复的重要时期。需要好好休息的同时，也要多按压子宫，帮助子宫复位。产后及早哺乳，和宝宝更好地连接亲子关系，让其处于一个安全温柔的怀抱里，这些记忆会在宝宝的大脑边缘系统留下深刻的印记，这也会成为他日后性格和人格形成的重要部分。

　　产后 24 小时内，要继续观察宫缩、阴道出血情况。子宫刚刚经历分娩，还像个皮球那么大，产妇自己在腹部可以触及。如果子宫总像个硬球，说明宫缩良好，如果变得松软就容易发生产后阴道大出血。回到病房后，护士会常来按压产妇宫底，了解宫缩情况，产妇要积极配合。

　　产后 24 小时内会有护士帮忙进行外阴的清洗，但自己大小便后也要及时清洗外阴，以免发生感染。当有发热时，要及时报告医生，请医生鉴别是否有感染的情况。

产后 39 天卵巢功能恢复 —— 来例假了

　　哺乳期的女性一般要半年才能恢复月经周期。由于个体的差异，恢复时间也有长短之差。

　　啊！好好享受这个福利吧，这是专属于哺乳期宝妈的，有一种苦尽甘来的感觉，有半年左右的时间不用垫厚厚的卫生棉了。

　　我享受着童子般没有月经的轻松感。

　　产后第十天，恶露开始慢慢减少，然后没有了。到第 39 天，阴道流出少量类似恶露的液体，一开始我以为是子宫恢复得不好，过四五天又干净了。查了相关资料，说在产后 42 天内有少量阴道流血是正常的，我就没想太多。

　　一个月过去了，阴道又有少量红色液体流出来，噢，原来是例假，上一次也是例假，我的月经复潮了！这是个好坏参半的消息。我慌忙翻出了大概十个月前（孕前）囤积的卫生棉，这让我想起了 12 岁月经初潮时的感觉，也是这般手足无措。

　　念头一转，心想既来之则安之，就从好的方面去想吧。其实月经复潮早是个好兆头。月经复潮越早，卵巢功能恢复得越早，这说明我的卵巢功能恢复得很好哦！

　　我思量着，这是什么原因呢？妈妈生完我们三个小孩，也是产后一个多月来的例假。难道与遗传相关？坐月子的时候，我偶尔吃了点维生素 E。维生素 E 是

月经复潮后，享受着当女人的快乐，我还是个活力满满的"少女"

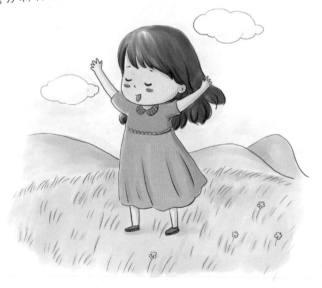

可以美肤的，也是助孕、保养卵巢和促进雌性激素分泌的好东西。可能与吃了维生素 E 有关吧。怎样都好，月经复潮晚轻松，月经复潮早安心。月经复潮早意味着身体恢复得好，也不用提防着它哪一天来，提心吊胆地天天垫着护垫防备着。

后来我查看了相关资料。通常来说，月经、卵巢与哺乳之间存在着一种微妙的关系，产后月经未恢复是由于哺乳妇女血中高浓度的催乳素抑制了促性腺激素的释放，从而抑制了卵巢的功能，所以，这一期间既不排卵，也无月经。但是卵巢受抑制的程度是因人而异的，恢复排卵的时间也是不定的。

一般在产后 3 个月就要考虑进行卵巢的按摩保养，同时保证休息、注意局部卫生，定期到医院复查子宫恢复情况。那么，产后该如何做好卵巢保养和修复呢？医生建议多吃百合、茯苓、黄瓜、香菇、胡萝卜、茄子、黄豆、海带、紫菜、苹果等有益食物，都有助于产后卵巢的保养。

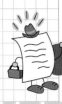

只有大夫知道的秘诀

　　没有哺乳的新妈妈一般在产后3个月内恢复例假。但是也有少数人在产后4个月之后才恢复例假。母乳喂养的新妈妈，例假和排卵期的恢复一般会晚一些，通常在产后4～6个月。但是每个人的差异性很大。

　　哺乳期倒是要注意乳房的保健，宝宝吃不完的奶水要及时用吸奶器吸空，防止滞留的时间过长而诱发乳腺炎。每天用热毛巾敷乳房，可以保持乳腺畅通。

　　产后月经恢复的早晚不仅仅取决于卵巢的功能，还受其他因素影响，如是否纯母乳喂养、母体的健康状况及营养条件等。

　　如果产后例假一直维持不规律的状态，建议尽早去医院查明具体原因再做相应治疗。

产后3个月恢复少女身材

大胸的烦恼

产后恢复身材时不要盲目追求大胸。大小合适、有弹性、不下垂的胸部才是最美的。为了打破人们对大胸的看法，下面先来谈谈胸大是什么样的体验吧。不过，大胸的苦恼也只有大胸女生才懂啦！

从古到今，几乎所有男生都喜欢大胸女生，但貌似喜欢大胸女生的全是"猥琐男"。另外，大胸女生或许会招来男生"猥琐"的目光，而同性敌视与排斥的目光更是难免，还要时刻提防自己的胸部走光！

运动时的坠痛也是难免的。因为大，运动时上下波动的幅度就大，加上地心引力的作用，胸部肯定会有点坠痛。

大胸女生的生活真不容易。亲爱的女性同胞，不要再羡慕大胸了，产后塑形要自然。增肥简单减肥难，胸大容易胸小难。胸部大小刚好合适的宝妈们，要珍惜啊。我也有过大胸经历，哺乳期成了"大胸奶牛",幸好现在已经成功恢复到孕前状态,欧耶!

　　产后塑形,想要保持胸部的弹性,其实可以通过饮食、运动、按摩来实现。饮食方面,可以多吃富含胶原蛋白的食物,如银耳、花胶、猪蹄、桃胶等。运动丰胸也许比较累,但效果持久,主要通过锻炼胸部肌肉保持胸部的弹性,宝妈们可以到健身室找专业的健身教练请教。另外,胸部按摩可以促进胸部血液循环,保持乳腺畅通。

恢复性感翘臀

　　翘臀,翘臀很重要!很多新妈妈生产完,腹部和胸部可以自然恢复孕前大小,但臀部多少都变宽下垂了,很少新妈妈留意到这点。

　　要清楚臀部的好看程度并不完全在于它的大小,关键在于挺拔,也就是我们常常听到的"翘"。现在有很多新妈妈都会嫌弃自己的臀部太大或者过分突出,对肥臀感到烦恼不已。其实,臀部之所以肥大,

游泳可以很好地锻炼全身肌肉，而臀部和下肢的拍打工作也有助于锻炼臀部和腿部的肌肉，打造柔美的臀部曲线

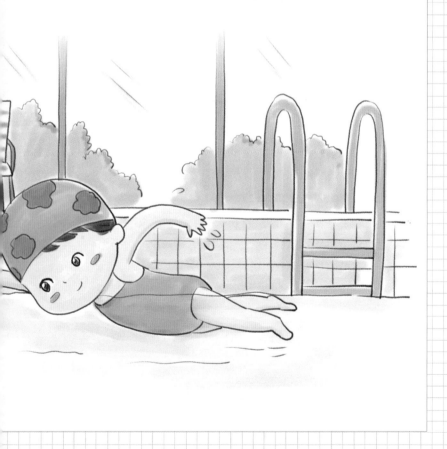

除了有遗传因素，大多是赘肉的缘故。

理想的臀部是怎样的呢？首先是臀部上方有肉且紧实，臀部下方到大腿处没有太多赘肉，形成优美的曲线，臀部若能微微挺翘则更好。

每晚睡前，或者沐浴后，全身的肌肤正处于放松状态，这时双手用力搓揉臀部的每寸肌肤，可以"提醒"肌肤开始收缩紧致了。如果按摩后再涂抹上专业的美臀产品，长期坚持下去，就能轻松恢复性感美臀。

如果产后大部分时间是夏天，则不适合进行高强度的运动，但是最基础的高抬腿还是可以做的（产后3个月才能做）。每天保持做100下高抬腿，既锻炼了身体，又能起到很好的提臀效果，十分适合在家里做。

游泳、做下蹲动作都可以帮助恢复翘臀。

产后无需刻意减肥

腰一定要细、小腹平坦、肚皮紧致。坐月子的时候想减肥的话，就进行母乳喂养吧，可以健康地输送身体内的营养给宝宝，两全其美，自己瘦了，宝宝也得到了营养。

产后无需刻意减肥，自然会瘦下来的。产后一两天就可以做产后体操，既简单又有效。

产后体操可以帮助产妇进行骨盆韧带的锻炼，促进腹部和骨盆肌肉群的功能恢复，让产妇及早恢复体形

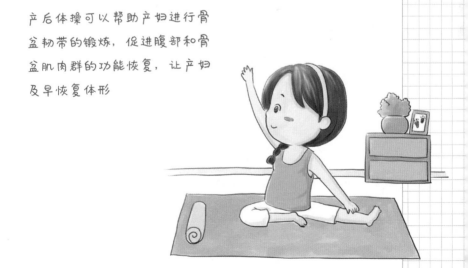

凯 格 尔 运 动 来 帮 我

产后 1 个月内是骨盆恢复的最佳时期。可以绑骨盆带来帮助骨盆功能的恢复。通过练习凯格尔运动，也可以恢复盆底肌肉的弹性。

凯格尔运动，又称为骨盆运动、会阴收缩运动，1948 年由美国妇科医生阿诺德·凯格尔博士公布，通过重复收缩放松部分的骨盆肌肉来进行。

凯格尔运动能够强壮盆底肌肉，更好地承托子宫、膀胱和肠道器官。在合适的环境下，可以在任何时间进行凯格尔运动，比如坐在书桌旁看书，或者靠在沙发上休息，这些情况下都可以进行骨盆锻炼，即便是在怀孕期间或产后也可以进行。

实在不会做的新妈妈也可以到医院，让专业的妇产科医生亲自教你。

相信每个新妈妈都想过产后恢复身材这个问题，前提是要有时间啊。我的家人对我和宝宝的照顾无微不至，我才有时间考虑恢复身材这个问题，不然

凯格尔运动能够强壮盆底肌肉，更好地承托子宫、膀胱和肠道器官，很适合产妇用以增强盆底肌力

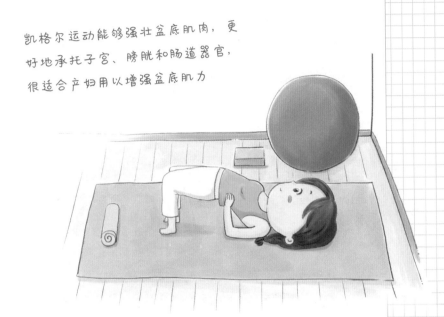

照顾宝宝就是我唯一的心思。

坐月子时，我要什么东西，蜜糖随叫随到，我伸手拿便是。宝宝三更半夜醒了，都是蜜糖负责起来热奶给宝宝喝；我在呼呼大睡时，蜜糖起来了多少次我完全不知道。

坐月子期间，婆婆在我妈妈的嘱咐下，每天烧煮艾叶、姜苗、香茅、钩藤水，用水桶提到楼上给

我洗澡驱寒。那桶水有五千克重啊，我平时连半桶水都提不动，真的辛苦婆婆了。我以后一定要好好孝顺婆婆。

恢复身材，我有绝招

关于恢复身材的事，其实我做得不是很疯狂、很执著。我看起来不太像一个成熟妈妈，还会经常照镜子审视自己，生怕会出现一丁点生过孩子的痕迹，哈哈。

在镜子面前，用"少女"这两个字来形容我再适合不过了，然后不客气地把这个标签贴在自己身上。

下面就来揭开我拥有少女感的秘密吧。

1.尽量在年轻的时候生孩子

生宝宝那年我23岁，产后身材恢复得快。我有几个同学都做妈妈了，却美得不像妈。我发现每个年轻的女孩生了小孩，身材基本上都没有走样，和孕前没有太大差别。而年纪太大、不懂保养的宝妈生孩子容易出现脸蛋、身材全方位"塌方"。这就是年轻时生孩子的好处，相貌、身材、气质、心态全不走样。

2. 心态年轻

在遇到蜜糖之前从来没想过要结婚，更没想过我会生孩子。遇到了蜜糖，突然怀孕，孕期快乐得没有察觉时间的流逝，一晃就到了宝宝出生。角色转变得太快了！我当妈啦！心态、性格、脾气还没来得及改变，到现在还是童心未泯。

3. 家人对我无微不至的照顾

是公公婆婆细心地照顾我和宝宝，我才有这么多时间考虑身材的恢复，并很快恢复到孕前状态。

4. 我比较瘦

恰到好处的瘦让人看起来显得年轻一些。肥胖，无论如何都很难和少女联想到一起。其实我这么瘦，却没有减过肥，没有去过健身房，也没有节食，这是纯天然体质哟。

5.调节饮食加适当运动

　　顺产后 42 天内最好不要节食，腹带也不能绑得过紧，合理调节饮食结构才是最重要的。科学、合理地安排饮食，使营养补充与能量消耗实现动态平衡，既能满足产后形体恢复的需要，又能给宝宝充足的营养。如果吃得太多，运动太少，则多余的营养会转化为脂肪，积存于体内，使体重增加。因此，在合理调节饮食的基础上，加上适当的运动，可以促进新陈代谢及能量消耗，帮助恢复形体。

在镜子面前，用"少女"这两个字来形容我再适合不过了，然后不客气地把这个标签贴在自己身上

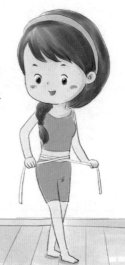

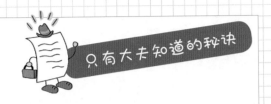

只有大夫知道的秘诀

　　产后身材要好看，身体健康是基础。产后1个月内要好好休息，恢复身体。刚生完宝宝1周内，不宜暴饮暴食，宜少吃多餐，胃的负担过重容易造成内脏下垂。

　　坐月子期间是身体的最佳恢复期，特别是内脏和骨盆的复位。生完宝宝后，子宫腾空，稍不注意则容易发生下垂。多卧床，少走动，不提重物，多做腰背运动，可以帮助内脏复位。

　　骨盆肌肉和韧带在怀孕和承受宝宝的高压生产状态下，容易松弛。产后1个月内，身体的激素分泌仍处于高峰期，是骨盆修复的最佳时机。这时，绑专业的骨盆带有助于骨盆恢复。

回奶不涨奶的独家研究成果

完美的幸福

在喂母乳的半年时间里，每天和宝宝朝夕相处，这种温馨和谐的亲子生活让我体验到强烈的幸福感。

我亲眼看见宝宝第一次笑、第一次翻身，亲耳听到宝宝第一次叫妈妈，不管是有意识的还是无意识的，反正我已欣喜若狂。

给宝宝换尿片是件特别幸福的事。我以前养过小猫，它平时很可爱，一到大便的时候就很臭臭。心里对它有点嫌弃。心想，如果小猫不用大便就好了。但现在，为什么我觉得宝宝大便的样子都这么可爱。尽管有鼻屎、眼屎，我也不会觉得脏，凡是在宝宝身上的东西，都是完美的，不是多余的。

宝宝饿了，边哭边叫。我特别急，就冲过去给宝宝喂奶。

宝宝困了，要抱着或背着才睡得着，快的话哄5分钟就睡着了；慢的话，得哄两三个小时。我、蜜糖和宝宝就这样相互依恋着。

在喂母乳的半年时间里，每天和宝宝朝夕相处，这种温馨和谐的亲子生活让我体验到强烈的幸福感

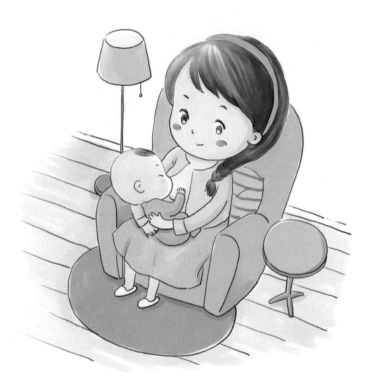

看着宝宝熟睡的脸庞，我常常感叹生命的神奇。我一定要好好爱宝宝，陪伴他健康成长。

准 备 戒 奶 了

三个月、四个月、五个月过去了，我一直陶醉在和宝宝甜蜜相处的日子。随着时光的流逝，我感觉一辈子很快就过完了。不行，我要重新发现自己，做自己喜欢的事情。不仅要做喜欢的事情，还要有经济来源,实现财务自由！让财源滚滚来！这个想法太好啦！

那我得准备戒奶了。但首先要把这本书写好，一想到正在为社会、为广大读者做有意义的事情就很有动力，没让编辑操心过，因为我一直很自觉地完成这本书的写作。

现在要开始我的戒奶"历程"了。

我问婆婆戒奶是什么感觉，婆婆说乳房会一直胀痛，一般涨1周，直到没有奶水分泌为止。这期间，

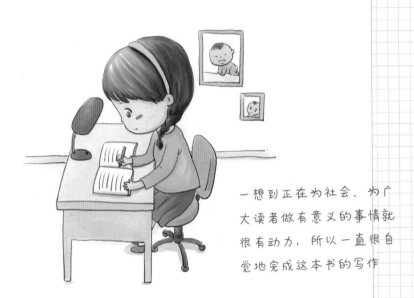

一想到正在为社会、为广大读者做有意义的事情就很有动力，所以一直很自觉地完成这本书的写作

不能给宝宝喂奶，也不可以挤出来。涨着涨着，奶水就会通过身体的排泄系统排出去了。

网上的宝妈也说，生孩子是痛一阵子，回奶是痛好几天，甚至有的宝妈说回奶比生孩子更痛苦（此处请省略我惊恐万分的表情）。

我在网上查到了一些回奶的食物，如大麦茶、山楂、芹菜，这些都是经典的回奶食物。不过我要上课，就没空去深入研究了，也没尝试过。

辟谷回奶，可以试试哟

在准备戒奶的这段时间里，我在上人体潜能开发课程，课程里有辟谷的内容。我早上喂完奶便出去上课，中午回来喂一次，到晚上 10 点回来再喂一次，一天喂三次。前两天，乳房是有点胀感，流了一些奶水出来，还好我有防溢乳垫确保万无一失。

女同学知道我在哺乳期，纷纷劝我不要勉强辟谷，因为辟谷会影响奶水的分泌，宝宝没奶吃了怎么办。

正好！我就是想戒奶。

辟谷期间，我每天吃不到半斤的水果，有苹果、芒果、桃子……饿了就喝水，特别饿时才吃水果。

果然，辟谷 1 周下来，就再也没涨过奶了。

辟谷和戒奶真是绝配。为了打消宝妈们对辟谷的疑惑，我介绍一下辟谷的功效，不仅在回奶期可以辟谷，平时辟谷也有很好的瘦身功效哟！

辟谷的保健功效非常强大，宝妈们想要辟谷，建议选择专业的机构，不能自己盲目操作。

辟谷又称却谷、去谷、绝谷、绝粒、却粒、休粮等，源自道家养生中的"不食五谷"，是古人常用的一种养生方式。源于先秦，流行于唐代。服气辟谷主要是通过绝食、调整气息（呼吸）的方式来进行。

　　辟谷，即不食五谷杂粮，但可以吃果品、营养性植物、补益药物和饮水，所以，养生性的辟谷并非绝食。除饮水外，还可以服用一些辅助性食物，如白术、山药等，这些食物大多数可以补养气血、解饥、延年。

辟谷和回奶真是绝配，让我在因涨奶胀痛烦恼的时候，帮我好好地戒奶了

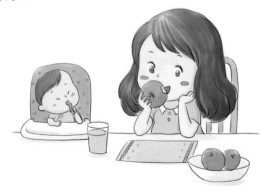

辟谷养生，可以在身心放松的情况下，调节全身心，清除体内垃圾，排出体内毒素，培养人体正气，达到养生、开智、开发人体潜能的作用。

辟谷的好处的确很多，如祛病、排宿便、健肠胃、清肠毒、通血管、减肥、美容颜、防癌抗癌、延年益寿等。

辟谷回奶是一个新概念，若是对辟谷没有了解，则不建议在戒奶期间辟谷。若未怀孕之前就辟谷过的宝妈，在戒奶期间不妨一试。坚信辟谷对身体有好处的宝妈也可以试试。

注意，辟谷时要尽量避免下蹲，下蹲后应慢慢立起，起床时也宜慢慢起身，不要急速爬起，避免过分剧烈的动作。

辟谷时要尽量保持乐观豁达、心平气和，保持心情乐观和情绪稳定。

恢复饮食后不要马上进补，要保证有三五天的缓慢恢复期后才可以恢复正常饮食。

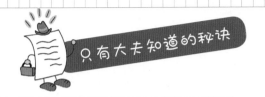

世界卫生组织建议，在宝宝最初 6 个月内应给予纯母乳喂养；6 个月至 2 岁或更长时间内，在继续母乳喂养的同时，要补充其他辅助食物。很多妈妈担心母乳喂养对胸形有影响，怕下垂、缩水。其实不用担心，回奶之后，胸还是会恢复孕前大小的。避免下垂的方法很简单，如按摩、补充胶原蛋白、运动等都可以增强胸部的弹性。

从中医的角度看，妈咪不吃饭，脾胃生化之源减少，奶水肯定也会变少。以往医院一般提倡自然离乳，逐步减少喂母乳的次数，让妈妈和宝宝的身体、心理有个慢慢适应的过程。我对辟谷不太了解，但用辟谷辅助回奶是作者亲身实践得到的经验，新方法总要有人实践验证，这是个很好的例子。产后妈妈想要回奶时，不妨结合辟谷试试。

后 记
怀二胎我一定要这样做

一定要做好经济、身体、心理的准备

再怀二胎

好让自己能安心养育好大宝

孕育好二宝

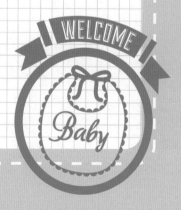

做好准备再怀孕

当时，我和蜜糖处于热恋期，从来没有采取避孕措施，整天想着蜜糖到底什么时候给我一场浪漫的求婚。我等啊等……

第一次见蜜糖的家长，婆婆充满期待地说："你们可别避孕啊，我等着抱孙子呢！"也许宝宝看爸爸（蜜糖）这么腼腆，久久不敢主动提结婚的事（蜜糖怕吓到我），就灵机一动要帮我一把，"咻"的一声进入了我的肚子。后来，蜜糖开心地牵着我去领证了（我想要的浪漫求婚呢，呜呜）。

怀二胎前，我一定要做好经济上的准备，好让自己能安安心心孕育二胎

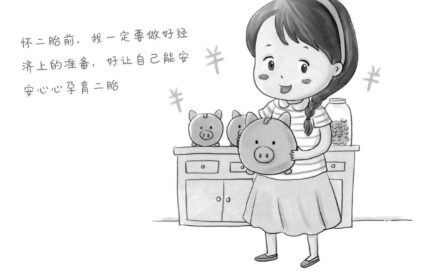

生产前那天晚上，我和蜜糖说想要早点和宝宝见面，乖宝宝真的第二天就出生了。也许宝宝知道妈咪想要完美的顺产，一直在帮我，真是个好孩子。是不是很神奇？无论宝宝选择哪个时机受精和出生，都有他的道理，目的只有一个——给爸爸妈妈带来幸福。

在宝宝出生前后的这段日子里，感觉自己瞬间长大了。如果说，做父母之前要先考试，那我肯定不是个合格的妈妈（我正在努力呢）。准备怀孕之前，至少要对宝宝的到来充满期待。而宝宝意外"造访"，让我还没来得及反映便要进入妈妈的角色，思想尚未准备充分。虽然经济条件尚不充分，且心理角色还未完全转变，我和蜜糖对宝宝的出生依旧满心期待，不把经济压力和家庭压力施加到宝宝身上，力求让他感受到贴心的父母之爱，让他在我的肚子里轻松地孕育长大。

怀二胎，我一定做好准备再怀孕。首先要做好孕前的心理准备，清晰地意识到自己将为人母，要适时做好社会角色转变的心理调节。而是否适应得好，与家庭观、人生观、价值观等都有一定的关联。在非常期待宝宝到来的家庭中，家属通常会互相体贴，一起照顾宝妈和宝宝。夫妻内心真正渴望怀孕，而不是听话照做，对宝宝怀有感恩之心，这样的准爸妈一定是非常优秀的父母哦！

除了做好心理上的准备，还要做好身体上的准备。女方孕前3个月要坚持服用叶酸片，这样有助于预防宝宝神经管畸形。当然，经济方面也要考虑到。二宝出生前后，孕期营养品、宝宝日用品、奶粉等购买费用，加上分娩住院费用等，细算起来，真不是一笔小开支呢！准备怀二胎前，我和蜜糖一定要努力工作、存钱、省钱，好让二宝出生后有个更好的成长环境。

我想，做足了心理、身体、经济上的准备再怀二胎，那时的我一定是个合格的妈妈啦！

从孕期开始，建立良好的亲子关系

怀一胎时，我陪嘎嘎玩的时间都快超过和宝宝互动的时间了，怪不得宝宝在肚子里狂吃醋（嘎嘎一飞到我的肚子上，宝宝就踹它）。尽管隔着肚皮，宝宝还是十分需要父母关爱，特别是母爱，宝宝都能深深感受到，并产生和妈妈一样的情绪。因此，要建立良好的亲子关系，孕期就可以开始了。

我相信胎内记忆这个说法，很多孩子长大了还能隐约记得自己当初在肚子里听过的爸爸妈妈做过的事。

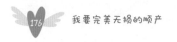

我非常好奇，希望等到一宝长大到会说话时，好好问问他在我肚子里的所见所闻。

现在的我还不够成熟，我的爱只足够给一个宝宝。如果真的要怀二胎，我要征得大宝的同意。现在，大宝一岁半了，是个小淘气包呢，我要先安心养育好他。相信育儿这个问题，宝宝能教会我。

哺乳时间最好坚持两年以上

其实我觉得自己在怀一胎时有很多做得不足的地方，比如太早戒奶了。世界卫生组织建议，在宝宝最初6个月内应给予纯母乳喂养；6个月至2岁或更长时间内，在继续母乳喂养的同时要补充其他辅助食物。如果我没有戒奶，现在就该喂奶了。我会把宝宝抱在胸口，让宝宝听到我充满爱意的心跳声，那是多么温馨的场面啊。但看到蜜糖在为公司财务发愁的时候，就不得不打断这种美好的感情连接了。

生活在当今时代的女性，每个都有机会成为超人，家庭、事业、孩子、美貌全兼顾。母乳是宝宝最适宜、最天然的营养品，含有丰富的优质蛋白质、碳水化合物、矿物质及各种维生素。而母乳喂养是为宝宝健康生长和发育提供充足营养的理想方式。如果要怀二胎，在经济和时间条件都允许的前提下，我绝对不会这么早戒奶。为了二宝的健康，我一定要坚持母乳喂养。

不打"无痛针"

怀二胎，我一定不打"无痛针"了，因为我知道了一个惊讶的事情：不是每个人生宝宝都会感觉到痛的，随着身心觉知力的提升，分娩时的疼痛会有很大程度的减轻。我相信自己也可以做到。

医生点评时说过，在临床上，也有的产妇无需打"无痛针"，同样可以做到无痛分娩，且实现完美无损的顺产。在整个分娩过程中，心理状态很平稳，充满喜悦感和幸福感，没有一丝恐惧，和宝宝连接得非常好，这才是最理想的分娩。

无损顺产的意义不仅仅是避免了一个伤口，那是表面上的。我真正想传达的是，每个女生都有能力保护好自己，按照真实意愿选择自己的分娩方式，并对自己负起100%的责任。

希望女性同胞都能做到：我的身体我做主，我的人生我做主。

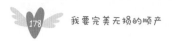

来12场说走就走的旅行

　　这里说的是孕中期，那时宝宝着床稳定，适宜做一些简单的运动和休闲的旅游。怀一胎时，我没有去远的地方旅游，有点小遗憾。

　　其实我想带着在肚子里的宝宝走遍天涯，给宝宝介绍这个多姿多彩的新世界。可是，要局限于眼前的生活。

　　怀二胎时，我要去一个新的地方旅游，刷新一次旧的思维定式。去发现更梦幻的地方、更奇葩的人，去寻获更多美丽的意外。

　　旅游是一个重新认识自己的过程。认识自己的前提是认识世界，只有认识了世界，才能将自己放在一个合适的位置。

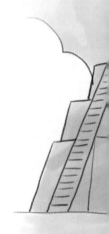

只有体验过全世界，你才知
道自己喜欢什么

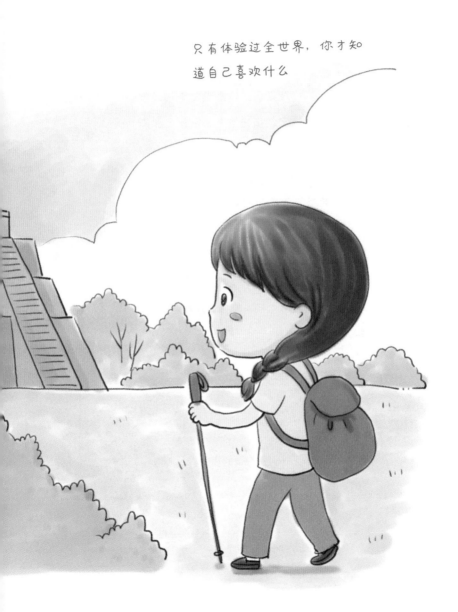

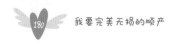

怀二胎，孕期也干点正事

孕期也干点正事，比如工作。怀一胎时，我完全放下工作，身心舒畅，自在逍遥。因为当时我在工作上遇到困难，突然有了宝宝，正好放下工作什么都不管了（我觉得宝宝是来拯救我的）。在孕期静下心来，我重新发现了自己，找到自己喜欢做的事情。

有时候真的需要静下来好好重新规划。在怀一胎的时候，我发现了自己的兴趣爱好，工作是正事，当然也成为我喜欢做的事情之一。

所以，怀二胎时我要继续做自己喜欢的事情。写书、学画画、看书、学古筝，最适合孕早期做，那时宜静修，提升自己在精神层面上的修养。

写书、学画画、看书、学古筝，最适合孕早期做，那时宜静修，提升精神层面上的修养

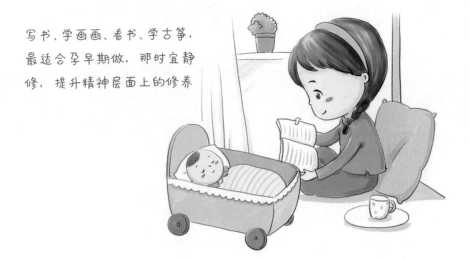

医生是这么说的

二胎宝妈要做好准备，充分的备孕更能实现优生优育。建议尽量多吃一些新鲜蔬果，补充维生素、矿物质、优质蛋白质等。

无痛分娩是抑制宫缩的，副作用是损伤腰椎神经，毒素可经过肝代谢，所以一般情况下不建议打"无痛针"。宫口开到七八厘米时是最痛的，宫口开全时，疼痛的感觉已经减弱了许多。如果宫颈硬，产程停滞，进展不理想，在这种情况下打"无痛针"可以帮助产妇放松，让其得到充分的休息。

一胎能顺产，二胎大多也能顺产。一胎能无损伤顺产，二胎无损伤顺产的机会更大。怀一胎时没有妊娠纹，怀二胎时控制好体重，也极少会长妊娠纹。

顺产的优点有很多，而剖宫产也有不少缺点，下面就给各位孕妈咪普及一下吧。

顺产的优点

⊙顺产损伤少、出血少、恢复快。

⊙顺产可实行晚断脐，让产妇立即与宝宝进行皮肤接触和母乳喂养，建立良好的亲子关系。

⊙在阴道试产过程中，产道挤压胎头，可以刺激宝宝的中枢神经，利于宝宝运动神经的建立。

⊙顺产可以避免小腹和子宫上的瘢痕，如能做好充分评估，还可以降低会阴侧切、撕裂的概率。

⊙在分娩过程，子宫收缩力和产道阻力可挤出宝宝呼吸时吸入的羊水，利于宝宝出生后的呼吸，降低湿肺及吸入性肺炎的发生率。

剖宫产的缺点

1. 近期影响

⊙出血多，伤口愈合不良。

⊙有麻醉意外及后遗症（如腰痛、头痛、四肢发麻）。

⊙有感染（伤口感染、泌尿系感染等）风险。

⊙可能发生羊水栓塞。

2. 远期影响

⊙晚期产后出血。

⊙子宫切口愈合不良而需要再次手术治疗。

⊙腹部切口疼痛，且瘢痕增生会带来不适。

⊙术后易发生子宫憩室，导致经期延长，影响性生活质量。

⊙再次妊娠时，发生子宫破裂、流产、异位妊娠的风险增加。

⊙再次妊娠时，易发生瘢痕妊娠，增加凶险性前置胎盘、子宫破裂等风险。

专家简介

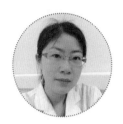

特邀顾问：程丽琴

中山大学附属第八医院妇产科主治医师，公益组织深圳市微笑孕产促进中心医学顾问。2006年7月毕业于华中科技大学同济医学院，后一直从事妇产科临床医疗。2015年7月，毕业于汕头大学医学院妇产科学专业，获医学硕士学位。对妇产科常见病、多发病及疑难、危急重症有较丰富的的临床治疗经验。在国家级杂志发表多篇论文，承担并完成科研项目3项，申请国家发明专利1项。

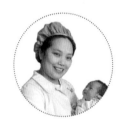

特邀点评：陈　枫

中山大学附属第八医院妇产科资深助产士，从事妇产科接生工作20多年，有着丰富的临床助产经验。公益组织深圳市微笑孕产促进中心发起人，旨在倡导温柔分娩，普及正确的分娩知识，让更多准爸妈认识了解分娩，和医护人员相互配合，实现顺产目的。国家高级导乐师、国家二级心理咨询师、国家高级健康管理师、国际ICEA生育教育会员。